Nutrição biomolecular e radicais livres

Coleção Medicina Alternativa
- *Câncer tem cura!*
  Frei Romano Zago, OFM
- *Plantas medicinais: do cultivo à terapêutica*
  Anderson Domingues Corrêa, Rodrigo Siqueira Batista e Luis Eduardo M. Quintas
- *Medicina simples – Orientações e medicamentos*
  Germano Schinkoeth Reis
- *Manual de nutrientes – Prevenção das doenças através dos alimentos*
  Eronita de Aquino Costa
- *Doenças tratadas com plantas medicinais*
  Lelington Lobo Franco
- *A cura que vem dos chás*
  Carlos Alves Soares
- *As plantas medicinais como alternativa terapêutica – Guia para tratamentos tópicos*
  Carlos Alves Soares
- *Remédios naturais – Guia para uso de plantas, chás e frutas*
  Carlos Alves Soares
- *Nutrição biomolecular e radicais livres*
  Eronita de Aquino Costa

Dados Internacionais de Catalogação na Publicação (CIP)
(Câmara Brasileira do Livro, SP, Brasil)

Costa, Eronita de Aquino
Nutrição biomolecular e radicais livres / Eronita de Aquino Costa. – Petrópolis, RJ : Vozes, 2009. – (Coleção Medicina Alternativa)

Bibliografia.

ISBN 978-85-326-3769-7

1. Alimentos funcionais 2. Bioquímica médica 3. Nutrição 4. Radicais livres (Química) 5. Saúde–Promoção I. Título. II. Série.

08-09405 CDD.613.2

Índices para catálogo sistemático:

1. Biomolecular e radicais livres : Nutrição : Promoção da saúde 613.2
2. Nutrição biomolecular e radicais livres : Promoção da saúde 613.2

Eronita de Aquino Costa

Nutrição biomolecular e radicais livres

EDITORA
VOZES

Petrópolis

Rua Frei Luís, 100
25689-900 Petrópolis, RJ
Internet: http://www.vozes.com.br

Diretor editorial
Frei Antônio Moser

Editores
Ana Paula Santos Matos
José Maria da Silva
Lídio Peretti
Marilac Loraine Oleniki

Secretário executivo
João Batista Kreuch

Editoração: Elaine Mayworm
Projeto gráfico e capa: AG.SR Desenv. Gráfico

ISBN 978-85-326-3769-7

Este livro foi composto e impresso pela Editora Vozes Ltda.

Agradecimentos

Agradeço em primeiro lugar a Deus, pois sem Ele nada podemos realizar.

À minha família, que sempre compartilha das minhas realizações, sendo a razão da minha vida.

Aos leitores, que gostando ou não, lêem os meus livros.

Sumário

Introdução, 9

I. Macronutrientes, 13

II. Micronutrientes, 24

III. Minerais, 71

IV. Aminoácidos, 127

V. Enzimas e coenzimas, 165

VI. Fibras, 177

VII. Água, 181

Glossário, 187

Bibliografia, 202

Índice, 203

Introdução

Este livro tem a finalidade de levar ao leitor uma contribuição sobre nutrição biomolecular. A palavra biomolecular quer dizer "vida das moléculas", mas para falar em moléculas temos que mencionar antes um composto que apresenta suas propriedades características, como os radicais livres (RL), moléculas em desequilíbrio altamente reativas que surgem cada vez que respiramos e que se multiplicam em nosso organismo durante reações químicas normais nos quais haja participação de oxigênio com substâncias encontradas nos alimentos, na água, no ar, no álcool, no fumo e na poluição.

Radicais livres, assim, são todos os elementos químicos ou substâncias que possuem número ímpar de elétrons na órbita mais externa. Os mais importantes e mais comuns são os formados a partir do metabolismo do oxigênio, os quais são chamados de espécies reativas de oxigênio. São de dois tipos:

Inorgânicos: formados a partir do próprio oxigênio, seus processos de oxiredução ocorrem basicamente no interior das células especialmente nas mitocôndrias.

Orgânicos: lipoperóxidos que surgem quando um radical livre de oxigênio reage com um lipídio de membrana das células; portanto, ocorre fora delas.

O grande desafio, portanto, é obter o necessário equilíbrio, pois as órbitas dos átomos são ocupadas por elétrons, dentro do limite máximo de dois elétrons por órbita. São espécies químicas capazes de existências independentes, apesar de conter um ou mais elétron solitário em órbita. Estes radicais movem-se em velocidade surpreendente, atacam o colágeno (proteína do tecido conjuntivo) e destroem a estrutura celular, acarretando inúmeras doenças, como o câncer, envelhecimento precoce, problemas cardiovasculares, baixa imunidade, catarata, lesões musculares, assim como elementos tóxicos produzidos pelo organismo, que provocam desequilíbrio das moléculas e envelhecimento celular.

Mas os radicais livres também possuem características benéficas, pois se eles não se tornarem livres não vão formar ATP, energia que surge dentro da mitocôndria e responsável por nossa vida. Estes RLs são produzidos com o objetivo básico de defender o organismo contra as agressões. Entretanto, se a velocidade e intensidade de produção de tais radicais forem excessivas, eles terminam causando importantes danos celulares.

A idade avançada diminui a quantidade de oxidantes no organismo; neste caso, temos que suplementá-lo com a administração de substâncias antioxidantes, como vitaminas, minerais e aminoácidos, elementos que inibem a formação dos radicais livres. Os RLs são um dos fatores básicos das patologias, e os nutrientes biomoleculares um dos fatores básicos de sua eliminação; portanto, a terapêutica e a nutrição são fundamentalmente preventivas.

Mas está comprovado que podemos prevenir e até eliminar tais radicais, normalmente através de substâncias importantes que agem como antioxidantes e são provenientes de nossos alimentos. O consumo das frutas, de preferência de cores escuras, como uva, amora, cerejas, jabuticaba, maçã... vegetais como brócolis, couve-de-bruxelas, couve-flor, repolho, cebola roxa, alho... verduras, raízes, grãos integrais, nozes, sementes, castanhas, mel de abelha, geléia real, pólen, própolis... pode auxiliar nesse processo.

Estes são os mais eficientes, mas todos os alimentos usados com sabedoria são capazes de diminuir ou neutralizar a ação dos RLs e ajudar a intensificar o sistema de defesa natural do organismo. Observamos que há casos que nem necessitam de suplementação, falta-lhes somente uma boa orientação. As pessoas precisam aprender a alimentar-se, pois geralmente come-se muito bem e alimenta-se muito mal. Este livro traz ao leitor orientações sobre os nutrientes que devem constar em sua alimentação.

I
Macronutrientes

1. Proteínas

As proteínas representam os componentes essenciais de todas as células vivas e estão relacionadas praticamente a todas as funções fisiológicas do nosso organismo. São utilizadas na regeneração dos tecidos; funcionam como catalisadores nas reações químicas que se dão nos organismos vivos e que envolvem enzimas ou hormônios; são necessárias nas reações imunológicas e, juntamente com os ácidos nucléicos, são indispensáveis nos fenômenos de crescimento e reprodução; assim constituem o elemento estrutural do organismo como um todo.

a) Principais funções das proteínas

- Construtoras de novos tecidos (anabolismo).
- Atuam no crescimento rápido na infância, adolescência e gravidez.
- São ótimas fontes de energia e calor.
- Repõem as proteínas tissulares gastas pelo corpo.
- Contribuem fornecendo aminoácidos para funções metabólicas.
- Transportadoras de cálcio e ferro.
- Sob a forma de imunoglobulina (ou anticorpos), desempenham um papel na resistência do organismo às doenças.

Quimicamente, as proteínas são polímeros de alto peso molecular, cujas unidades básicas são aminoácidos ligados entre si por ligações peptídicas. Todas são constituídas de átomos de carbono, hidrogênio, oxigênio, nitrogênio e enxofre, e têm composições muito semelhantes: 50 a 55% de carbono, 6 a 8% de hidrogênio, 20 a 24% de oxigênio, 15 a 18% de nitrogênio, 0,2 a 0,3% de enxofre. Existe proteína que chega a ter 5% de teor de enxofre. Muito raramente encontra-se o fósforo, pois as ligações sofrem mudanças na sua estrutura com facilidade. As propriedades das diferentes proteínas dependem da qualidade, quantidade e ordem de configuração espacial resultante, e da qualidade resulta seu valor nutritivo.

A demanda protéica é determinada de acordo com os estudos do balanço nitrogenado, ou seja, a demanda equivale ao menor valor de proteína necessária à manutenção da saúde e de nitrogênio da dieta. As proteínas diferem quanto ao seu valor nutritivo, pois são diferentes em sua composição de aminoácidos e em sua digestibilidade. O valor biológico de uma proteína é definido como percentual de nitrogênio absorvido e que é retido no corpo. Este valor representa uma medida de eficiência na utilização do nitrogênio absorvido e depende essencialmente da composição de aminoácidos da proteína.

O valor biológico de uma proteína deve correlacionar-se com o teor de aminoácidos essenciais. Por exemplo, a proteína da carne e a albumina do leite e do ovo possuem valor biológico mais elevado (AVB). A proteína fornece quatro calorias por grama (4 Kcal/g); é constituinte essencial do núcleo e do protoplasma de todas as células e construtora e reguladora tissular; dá equilíbrio ácido/básico, agindo no transporte de lipídios, triglicerídios, colesterol, fosfolipídios e vitaminas lipossolúveis; é formadora de anticorpos para transporte de cálcio e ferro.

As proteínas obtidas das plantas são sempre deficientes de um ou mais aminoácidos essenciais, embora os vegetais sejam capazes de sintetizar proteínas a partir de fonte inorgânica de nitrogênio. Os animais não possuem essa capacidade, razão pela qual necessitam de alimentos ricos em proteínas e aminoácidos. Proteínas simples: são substâncias das quais, por hidrólise total, resultam aminoácidos como um único produto.

A albumina é uma proteína que exerce uma propriedade principal que se distingue de todas as outras proteínas: a solubilidade em água; é também solúvel em solução fracamente ácida ou alcalina e em solução 50% saturada de sulfato de amônia; coagula pela ação do calor, como, por exemplo, a albumina da clara do ovo (ovoalbumina), a do leite (lactoalbumina) e a da ervilha (legumina).

A globulina é praticamente insolúvel em água, mas solúvel em solução de sais neutros; precipita em solução 50% saturada de sulfato de amônia, como, por exemplo, globulina do músculo (miosina) e a da ervilha (legumina). As glutelinas encontradas somente nos vegetais e em grãos integrais são insolúveis em água e solventes neutros, mas solúveis em solução diluída de ácido e base, como, por exemplo, a glutelina do trigo e a glutenina do arroz.

b) Metabolismo

As proteínas são hidrolizadas no intestino até formarem aminoácidos, que são absorvidos na forma de dipeptídeos ou tripeptídeos pela digestão; depois vão para o fígado, onde se formam as proteínas plasmáticas, que seguem para os tecidos nobres, especialmente músculos, cérebro e rins.

c) Absorção

A absorção acontece através do lume intestinal duodeno e jejuno, um processo ativo que requer energia (ATP), fosfato piridoxal (B6) e íon magnésio. São transportadas pela veia porta para o fígado, e após seguem para a circulação geral.

d) Excreção

Os aminoácidos vão servir para a síntese de proteínas nas células, e no catabolismo quebram as moléculas de aminoácidos e são excretados os produtos residuais sob a forma de uréia, creatinina e ácido úrico.

e) Deficiência

A proteína atua no crescimento e desenvolvimento da criança e do adolescente, começando desde o embrião ou feto da gestante. As proteínas cerebrais são sintetizadas até os cinco anos de idade, e a sua carência leva a um retardo mental, diminui a massa muscular, causa anemia e desnutrição muitas vezes irreversíveis.

f) Excesso

Uma dieta normal deve conter no máximo 15% de proteínas, porque acima disso provoca uma sobrecarga renal; através da gliconeogênese, os aminoácidos se transformam em glicose que, por sua vez, se transformam em glicogênio hepático e muscular.

g) Fontes

As principais fontes de proteínas são todas as carnes, víceras, peixes, ovos, aves, leite e todos os derivados, sendo que estes possuem proteínas de alto valor biológico. Depois temos as leguminosas, castanhas, amêndoas, amendoim, sementes, cereais integrais e todas as frutas oleaginosas. O coeficiente de digestibilidade das proteínas do ovo, do leite e da carne é de 0,97%; o coeficiente das de origem vegetal varia de 0,65 a 0,89% para a maioria dos vegetais.

2. Carboidratos (glicídios ou hidratos de carbono)

Os carboidratos são substâncias orgânicas poliidroxiladas, contendo fundamentalmente carbono, hidrogênio e oxigênio, denominados de açúcar ou amiláceos; são a principal fonte de energia para as funções do organismo, fornecendo 4 Kcal/g. São essencialmente combustíveis para uso imediato dos tecidos e o corpo armazena pequenas quantidades. São solúveis em água, podendo também fazer parte de algumas outras grandes moléculas, como o ATP e o DNA.

No entanto, é marcante sua importância fisiológica como agente estrutural das paredes celulares, dos ligamentos e dos vários setores corporais; também exerce funções específicas, atuando como grupo prostético de proteínas especializadas. Os carboidratos podem ser sintetizados a partir de aminoácidos e glicerol. Pela gliconeogênese, porém, é recomendável quantidade suficiente de glicídio para evitar o catabolismo de proteínas endógenas e cetose, associada a gliconeogênese.

É recomendável que mais ou menos 60% das calorias diárias ingeridas sejam provenientes de glicídios. Isto é necessário para o metabolismo normal das gorduras, pois se não houver glicídios suficientes, grande quantidade de gordura é usada para produzir energia e o mecanismo orgânico, para controlar e oxidar gorduras, fica incompleto, ocorrendo acúmulo de produtos intermediários (corpos cetônicos), provocando a acidose.

O motivo principal é o trânsito fácil que os carboidratos que servem de alimentos encontram no meio aquoso do organismo, por serem solúveis em água. Fisiologicamente, a glicose é o monossacarídio mais importante, porque é a forma essencial de circulação dos carboidratos no sangue; é a fonte glicídica primária de energia metabólica. O glicogênio é um polissacarídio formado por milhares de moléculas de glicose unidas entre si e é a forma usada para depositar glicídios.

Os vegetais, analogicamente, depositam o amido formado também por muitas moléculas de glicose, apenas organizadas de forma diferente; temos estruturas com poucas unidades monossacarídicas, constituindo os oligossacarídios, como a sacarose da cana-de-açúcar e a lactose do leite. Basicamente, a digestão dos carboidratos consiste na hidrólise das ligações glicosídicas, tanto para dissacarídios como para polissacarídios; o processo é o mesmo: o carboidrato é catalisado por um grupo de enzimas hidrolíticas, as glicosaminas.

O processo digestivo é encerrado quando todas as ligações glicosídicas dos carboidratos ingeridos forem hidrolizadas e os monossacarídios resultantes forem absorvidos pelo sangue. As glândulas salivares secretam a enzima alfa-amilase, que é capaz de romper aleatoriamente o amido ou glicogênio em fragmentos menores, por meio de hidrólise das ligações. Mas, apesar disso, a digestão dos glicídios não começa na boca, porque esta enzima para exercer sua ligação exige duas condições: pH em torno da neutralidade e tempo para agir.

A cavidade bucal tem este pH, mas o bolo alimentar é tão rapidamente deglutido que a alfa-amilase salivar não tem tempo de atuar, e quando cai no estômago o pH é muito baixo e logo ela se desnatura, perdendo sua atividade e ficando sem função digestiva. No estômago não existe enzima capaz de atuar sobre os carboidratos; a tarefa de digerir os açúcares da alimentação fica reservada ao intestino delgado. Na luz intestinal existem as enzimas glicosidases, provenientes do pâncreas ou da mucosa intestinal.

O pâncreas secreta a alfa-amilase pancreática, em tudo semelhante àquela produzida na boca. No compartimento digestivo a enzima do pâncreas vai funcionar porque o pH está em torno da neutralidade e o bicarbonato que entra no suco pancreático neutraliza a acidez do bolo alimentar, que passa do estômago para o intestino; além disso, o alimento permanece ali um tempo suficientemente grande, de modo a permitir um prolongado período de contato entre esta enzima e o substrato.

A ação continuada da enzima sobre o amido ou glicogênio resulta em fragmentos cada vez menores e, por uma ação contínua de enzimas ligadas à mucosa intestinal, estes compostos resultantes são integralmente hidrolizados pela glicose. Ao final, os monossacarídeos são absorvidos no plasma. Em resumo, o amido, o glicogênio, a sacarose, a lactose e um pouco de maltose são os carboidratos que servem de alimentos aos seres humanos.

a) Sinais de carência

Magreza, desnutrição, desânimo, em caso de erro na alimentação, podem causar hipoglicemia, resultando em náuseas, vômitos, desmaio e coma diabético.

b) Excesso

Pode causar obesidade, hipertrigliceridemia e hipercolesterolemia.

c) Fontes

Suas maiores fontes são os açúcares, mel, melado de cana, todos os cereais, todas as farinhas, pão, bolachas, iogurte, leite e todos os seus derivados, tubérculos, frutas, vegetais e leguminosas.

Dosagens

Dose recomendada: 50 a 60% da dieta normal.

Dose terapêutica: depende da necessidade ou da patologia.

3. Lipídios

Os lipídios são substâncias insolúveis em água, mas solúveis em solventes orgânicos; formam juntamente com os carboidratos e as proteínas o grupo de compostos mais importante em alimentos e mais freqüentemente em contato com a natureza, tanto em animais como em vegetais. As principais fontes de energia utilizadas pelo homem se encontram entre os lipídios. Todos os componentes lipídicos de importância biológica podem ser sintetizados no organismo, com exceção dos ácidos graxos essenciais.

Os lipídios se depositam em forma de tecido adiposo ou como depósito de gorduras, panículo adiposo mesentério e tecido conectivo intramuscular e envolvem órgãos como o rim e o coração. Os triglicerídios derivados dos alimentos podem ser incorporados ao tecido adiposo ou sofrer lipólise e reesterificação, com formação de lipoproteína. Após uma refeição rica em gorduras neutras, os lipídios do plasma aumentam, atingindo um pico depois de quatro a seis horas, caindo aos níveis normais após este intervalo de tempo. No início de um período de jejum, após gastar as reservas de glicogênio, ocorre hiperlipemia, devido à mobilização aumentada dos depósitos de ácidos graxos.

Quando a ingestão de alimentos é inadequada para atender as necessidades calóricas do organismo, quantidades insuficientes de gorduras são mobilizadas, podendo ser removidas todas as reservas. Por esta razão, o profissional de nutrição deve ter cuidado com dieta hipocalórica, com baixa taxa de gordura, ou seja, fora da quota normal estabelecida na distribuição do VCT. Também deve-se ficar atento à pessoa muito magra, que não consegue engordar, pois na certa já está perdendo as reservas de massa muscular, tendo-se que trabalhar muito para aos poucos ir repondo essas reservas perdidas.

As gorduras insaturadas são necessárias como fontes calóricas; têm função transportadora na absorção de vitaminas lipossolúveis A, D, E e K, ação dinâmica e específica e melhoram o paladar. A oxidação dos ácidos graxos e o metabolismo completo das gorduras levam até a formação de Co_2 e água, com liberação de energia e equivalente a 9 Kcal/grama. O glicerol liberado da hidrólise dos triglicerídios segue o processo metabólico dos carboidratos e os ácidos graxos se desdobram em unidades de dois carbonos pelo mecanismo de beta-oxidação.

a) Metabolismo

A absorção ativa é feita pela circulação linfática na mucosa intestinal. Os ácidos graxos de cadeia média são absorvidos diretamente na circulação porta, evitando o sistema linfático. Os lipídios absorvidos na linfa, como quilomicron de gordura contendo colesterol e fosfolipídios, são metabolizados no fígado e armazenados ou convertidos em lipoproteínas, forma na qual são transportados pelo sangue para os tecidos; os ácidos graxos essenciais linoléico e linolênico são usados na tensão pré-menstrual (TPM) e na infância para prevenir dermatite.

b) Sinais de carência

Uma grande redução sobre o total de calorias pode resultar em deficiência de ácidos graxos polinssaturados essenciais e de vitaminas lipossolúveis, causando sérios problemas na saúde do indivíduo. As quantidades normais de gorduras na dieta devem ser de 25% do total das calorias. Mas lembre-se também que o excesso causa obesidade e dislipidemias.

c) Fontes

As principais fontes são de origem animal, como carnes gordas, peixes fritos, fritura em geral, aves com a pele ou qualquer carne frita, ovos, leite integral e todos os seus derivados, principalmente o queijo e a manteiga, margarina, frutas oleaginosas, milho, arroz – principalmente o integral (que nem necessita de óleo para prepará-lo) –, sementes, gergelim, amendoim, amêndoas, óleo de canola, linhaça, girassol, soja e azeite de oliva. Uma observação: com exceção das frituras e das carnes muito gordas, todos esses alimentos podem ser usados quando o indivíduo é sadio – embora também tudo com moderação –, mas quando se trata de uma patologia, deve-se obedecer à dieta prescrita. Óleo nenhum contém colesterol, mas todos se modificam através da fritura ou calor intenso.

Dosagens

Dose recomendada: uma dieta normal de 25 a 30% de gorduras.

Dose terapêutica: ver indicação "ácidos graxos essenciais".

II
Micronutrientes

1. O que são vitaminas

As vitaminas são micronutrientes, simplesmente substâncias orgânicas essenciais ao metabolismo celular, ao crescimento e funcionamento normal do indivíduo, e não produzem calorias. Com algumas exceções, não podem ser produzidas nem sintetizadas por nosso organismo. Elas regulam e favorecem as reações bioquímicas que ocorrem nas células. As vitaminas estão presentes em qualquer matéria orgânica, umas mais e outras em menor quantidade.

Provavelmente uma dieta bem equilibrada nos dará todas as vitaminas de que necessitamos, todavia o problema é que muitas pessoas possuem condições de receber a dieta ideal mas encontram dificuldades para fazê-la, por falta de orientação ou porque não possuem o hábito de ingeri-la diariamente; não têm noção de que este hábito previne muitas doenças. As vitaminas não são substituídas por proteínas ou quaisquer outros nutrientes, como carboidratos, gordura e água; elas não fazem parte da estrutura do indivíduo. Na realidade, elas não são assimiladas sem a ingestão de alimentos.

Após a assimilação dos alimentos, as vitaminas são levadas à degradação das moléculas nutritivas, indispensáveis para a obtenção de energia. Em estado natural, elas podem ser encontradas em quantidades mínimas em todos os alimentos orgânicos. A maioria das vitaminas são substâncias protetoras e reguladoras que são transformadas em coenzimas; são componentes do nosso sistema enzimático. Porém, a deficiência de apenas uma vitamina pode pôr em perigo o organismo inteiro, apesar de seu consumo ser mínimo. São substâncias vitamínicas complementares ou substâncias vitais que regulam e favorecem as reações bioquímicas que se desenrolam nas células.

Tais componentes permitem a assimilação dos alimentos, levando à desintegração das moléculas nutritivas indispensáveis para a obtenção e constituição de reservas energéticas. Existem treze vitaminas principais e essenciais à nossa saúde, mas apenas duas podem ser fabricadas, ou seja, sintetizadas em quantidades necessárias ao organismo: a vitamina D, que é produzida pela ação do sol sobre a pele, e a vitamina K, que é sintetizada por bactérias no intestino grosso (cólon). As outras onze devem ser obtidas de uma fonte exterior através dos alimentos, principalmente das frutas. Obs.: Tanto a vitamina D como a K têm influência também sobre o alimento para melhor obtenção.

a) Classificação das vitaminas

As vitaminas classificam-se em lipossolúveis e hidrossolúveis. As lipossolúveis são as vitaminas A, D, E e K, sendo solúveis em gorduras e armazenadas no fígado, por vezes durante várias semanas, não havendo necessidade de ser ingeridas diariamente, mas sim com certa regularidade, de forma a garantirem a manutenção orgânica. As vitaminas hidrossolúveis, como o próprio nome indica, são solúveis em água, como, por exemplo, a vitamina C e as vitaminas do complexo B.

Estas vitaminas podem perder-se facilmente na preparação tradicional comum dos alimentos, sobretudo quando se cozinha demais os legumes ou as verduras folhosas com muita água (seria ótimo o cozimento a vapor); também quando os sucos são preparados e guardados para serem ingeridos durante o dia: ao invés de ingerir vitaminas, está-se ingerindo água com o ácido da fruta, que muitas vezes ainda causa problemas digestivos. Estas vitaminas são voláteis, ou seja, com o próprio ar elas se dispersam. Dessa forma, o nosso organismo não as armazena. Portanto, qualquer excesso é eliminado pela urina.

É aconselhável ingerir diariamente os alimentos que contêm a vitamina C e as do complexo B. No caso de não ser possível, devido à determinada patologia, devem ser administrados complementos destas vitaminas. A indicação de suplementos de vitaminas ou minerais deve ser feita por profissional que através de exames constate tal necessidade. Está muito em moda devido a muita propaganda de multivitamínicos que fazem verdadeiros milagres, mas não é bem assim, pois o excesso é prejudicial. Existem vitaminas tóxicas, como a vitamina A quando em excesso, por exemplo, assim como muitos minerais. Precisamos aprender a usar as vitaminas dos alimentos que são saudáveis.

b) Carência de vitaminas

A ausência de vitaminas no organismo chama-se avitaminose, que se detecta pelo aparecimento de sintomas específicos e, por vezes, por um verdadeiro estado patológico. No entanto, hoje em dia é muito rara uma situação de avitaminose, salvo em condições de vida muito deficiente. É mais freqüente encontrar-se um estado de pré-carência vitamínico ou hipovitaminose, em que as manifestações clínicas são difíceis de reconhecer, porque se devem ao desequilíbrio de compostos nutricionais em conseqüência de um regime desequilibrado de nutrientes, normalmente acompanhado de uma deficiência em oligoelementos. Na gravidez, no aleitamento materno e no crescimento infantil há geralmente necessidade de suplementar as vitaminas.

c) As principais causas de deficiências são devidas à alimentação desequilibrada por:

- má escolha e má preparação dos alimentos;
- falta de apetite (anorexia) em pessoas débeis, crianças e idosos;
- desinteresse por uma alimentação equilibrada e variada, mais freqüente nos idosos e pessoas que vivem sozinhas;
- regime de emagrecimento prolongado;
- problemas gastrintestinais;
- uso prolongado de certos medicamentos, como antibióticos;
- eliminação excessiva das vitaminas pela urina e pelo suor, no que diz respeito às vitaminas hidrossolúveis; o que acontece com freqüência entre habitantes dos climas quentes ou durante uma atividade física violenta e prolongada.

d) Excesso

O excesso vitamínico ou hipervitaminose pode ser tão perigoso quanto a carência, porque as vitaminas lipossolúveis, como, por exemplo, as vitaminas A e D, podem acumular-se no organismo até atingirem níveis tóxicos, desencadeando processos patológicos. Os sinais de toxidades incluem náuseas, perda de cabelo, cefaléia, visão turva, prurido nos olhos, dores ósseas e úlceras na pele.

2. Vitaminas lipossolúveis

2.1. Vitamina A (retinol, betacaroteno)

Esta vitamina é constituída por compostos com a mesma atividade biológica que o retinol, sendo pré-formada nos tecidos animais, enquanto nos tecidos vegetais os seus precursores são os carotenóides associados à clorofila, que são transformados de maneira distinta em vitaminas no organismo. O ativo que tem maior quantidade e é o mais importante dos carotenóides é o betacaroteno. A vitamina A necessita de gorduras e minerais para ser absorvida adequadamente.

Pela ação das enzimas digestivas, esta vitamina e os carotenóides ingeridos pela alimentação são separados dos outros nutrientes e, após, são absorvidos pelo intestino delgado. Sua absorção geralmente é de 80 a 90% e a assimilação do betacaroteno é de 50 a 60%. A conversão dos carotenóides em retinol é feita nas células do intestino, passando para a linfa e depois para o sangue; chega ao fígado, onde é armazenado, dali vai para os olhos, ao cérebro, aos intestinos, aos testículos, aos rins, aos pulmões e à pele.

Do total de absorção desta vitamina, de 20 a 40% são degradados no fígado e nos rins, sendo depois eliminados pela urina e pelas fezes, e o que resta é armazenado no fígado e não precisa ser complementado diariamente. Esta vitamina é responsável pela manutenção das reações imunológicas e antioxidantes das células nervosas, células sangüíneas e glândulas da tireóide e adrenais. Ela fortifica as células e faz com que elas resistam aos agentes que ocasionam infecções respiratórias, diarréias e outras doenças.

a) Funções

Esta vitamina é importante no organismo como ação protetora da pele e mucosa. Na retina ela faz parte da púrpura visual; o retinol combina-se com a proteína opsina para formar a púrpura visual nos bastonetes da retina do olho, que têm por função a visão da luz fraca. A retina humana possui dois sistemas foto-receptores, um contido nos bastonetes, que são sensíveis à luz de fraca intensidade. O retinol associa-se a uma proteína para constituir a rodopsina, pigmento fotossensível dos bastonetes, células da região periférica da retina que favorecem a visão perante a luz de forte intensidade e previne a cegueira noturna.

Esta vitamina ajuda no tratamento de enfisema pul monar e de hipertireoidismo; aumenta a imunidade celular em paciente com câncer de pulmão; bloqueia a depressão de pacientes cirúrgicos, principalmente de câncer, por possuir alto efeito anticancerígeno; mantém a integridade dos tecidos epiteliais, em particular os da pele; ajuda a remover manchas causadas pela velhice; proporciona o crescimento com ossos fortes; dá beleza aos cabelos e dentes, gengivas sadias; mantém saudáveis as camadas externas dos tecidos e órgãos; auxilia no tratamento da acne, impetigo, furúnculos e úlceras abertas (aplicando-se externamente).

b) Carências ou deficiência

Sua deficiência altera os tecidos, surgindo uma queratinização que atinge a mucosa, como, por exemplo, as vias respiratórias, nariz, cavidade bucal e garganta; as secreções mucosas são inibidas, razão porque na avitaminose surgem as doenças infecciosas, como sinusite, anginas e abscessos; afeta o crescimento; causa anemia, falta de apetite, perturbações nervosas, cegueira noturna, xeroftalmia – que consiste na opacidade e secura da córnea, formando ulcerações e aparecimento de lesões protuberantes, pela proliferação de células ricas em ceratina, substância que surge nas unhas e no sistema nervoso, deixando a pele rugosa e seca ao tato –, lesões nos tecidos dos pulmões, intestinos e rins.

A carência desta vitamina é mais séria em crianças, aumentando a chance de infecções, ocorrendo problemas gastrintestinais e a cegueira infantil. No adulto geralmente pode ser por: alteração de má absorção intestinal das gorduras; disfunção hepática; icterícia ou cirurgia; medicamentos contraceptivos orais; ingestão excessiva de álcool, que prejudica o fígado; carência de vitamina E, que protege a vitamina A da oxidação em nível intestinal e dos tecidos; um regime pobre em proteínas e gorduras; pode causar pancreatite, que impede a absorção normal das gorduras; diarréia crônica; desnutrição; cirrose hepática; hepatite viral, que inibe o armazenamento vitamínico; e toxidades.

c) Excesso

Altas doses como suplementos desta vitamina podem provocar perturbações, irritabilidade, cefaléia, náuseas, vômitos, fraqueza, escamação da pele; podem confrontar com doenças ósseas. Principalmente quem sofre de insuficiência renal crônica e que esteja submetendo-se à diálise pode correr o risco de desenvolver uma forma de toxidade a esta vitamina. Também é o caso de uma doença óssea, que surge pelo aumento na reabsorção do osso, determinando altos níveis de cálcio no sangue. A hipervitaminose A em crianças pode levar ao aumento da pressão intracraneana, provocando intumescência da fontanela anterior. Nas mulheres grávidas, pode provocar má formação do feto, caso usada em doses elevadas e por muito tempo. Essas doses elevadas por consumo diário e por longo tempo, como meses ou anos, são prejudiciais em qualquer pessoa, e os sintomas se manifestam com secura na pele, falta de apetite, anorexia, dores ósseas, hipercalcemia, queda de cabelos, dilatação do fígado e leucopenia.

d) Fontes

É um nutriente que se encontra no leite materno, em alimentos de origem animal, carnes, peixes gordos, arenque, bacalhau, lagosta, enguia, gema de ovo, fígado de vitela (em 250g deste tem-se 75000 UI desta vitamina), fígado de galinha, rim de bezerro, manteiga, margarina, todos os queijos, farinha de milho, salsa, cenoura, abóbora, espinafre, chicória, alface, todos os pimentões, tomate, ervilha fresca, damasco, melão, leite e todos os seus derivados, queijo de ovelha, verduras, frutas amarelas, germinados, couve, nabo, brócolis, batata-doce, folhas de mostarda, folhas de beterraba, mamão papaia, melancia, nozes, milho, manga, pêssego, cereja e pistache.

Dosagens

Dose recomendada: 5000 UI/dia.

Dose terapêutica: 500 a 10000 UI/dia.

BETACAROTENO

É o precursor da vitamina A; é mais antioxidante que esta, sendo que, cada molécula de betacaroteno libera duas moléculas de vitamina A. Na presença de gorduras e sais biliares, o caroteno é absorvido pela parede do intestino, onde uma parte é convertida em vitamina A e a outra é absorvida para a linfa e levada à circulação geral. É melhor absorvido quando se encontra junto com as vitaminas do complexo B, vitamina D, vitamina E, cálcio, fósforo e zinco; propicia o crescimento dos ossos, cabelos e dentes sãos; como antioxidante protetor, é capaz de absorver os radicais livres (RL) e as moléculas de oxigênio isoladas.

Transforma-se em vitamina A, de acordo com a necessidade do organismo; suprime a ação de agentes químicos ou vírus, podendo retardar o desenvolvimento de tumores; é importante na prevenção de doenças da mucosa pulmonar nos fumantes, que são agredidas pelo tabaco e por substâncias químicas e físicas. Pelo seu alto teor antioxidante, ele diminui a velocidade da ação agressiva do organismo, inibindo a ação dos RLs.

É ótimo na psoríase, acelera a cicatrização em pacientes diabéticos, previne o dano celular causado por moléculas altamente reativas ao oxigênio singlete, que gera os RLs no organismo.

É conhecido como um "seqüestrador" que neutraliza essas moléculas. Ele trabalha em conjunto com outros antioxidantes, como as vitaminas C e E, diminuindo o risco de algumas doenças, como câncer de pulmão, estômago, esôfago, garganta, doenças cardiovasculares, entre outras, além de retardar o processo de envelhecimento da pele, aumentando a resistência e eliminando as manchas senis; melhora a visão noturna, protege o sistema digestório e urinário e resiste às infecções respiratórias.

a) Sinais de carências

As carências são evidenciadas por cansaço fácil, xeroftalmia, nictalopia, fadiga, anemia, visão deficiente, redução do paladar e do olfato, estresse, ressecamento nas mucosas, pele áspera com descamação, dermatite, glaucoma, mancha de bitot, catarata, psoríase, falta de apetite, infecções recidivantes.

b) Excesso

Pode apresentar toxidade com doses acima de 30mg por período prolongado. A hipercarotenemia, que resulta apenas na disposição do caroteno nos tecidos, provoca cor alaranjada nos olhos e na pele; é estranho, mas inofensiva; ocorre apenas por ingestão de grande quantidade de certos alimentos, como cenoura mamão ou outra fruta. Basta suspender a ingestão causadora que a cor desaparece, pois isto não é toxidade. Deve-se ter cuidados com altas dosagens de vitamina E (mais que 600 UI), uma vez que esta interfere na absorção do betacaroteno.

c) Fontes

Carnes, gema de ovo, peixes, vegetais amarelos, alaranjados e vermelhos, óleo de fígado de peixe, todas as leguminosas e verduras, levedo de cerveja, cenoura, mamão, tomate, brócolis, espinafre, alface, melão, batata-doce e todos os produtos animais.

Dosagens

Dose recomendada: não tem.

Dose terapêutica: 500 a 1000mg/dia.

2.2. *Vitamina D (colecalciferol)*

Vitamina lipossolúvel (solúvel em gordura), é composta por substância com a mesma atividade biológica do ergosterol, vitamina D2 e do colecalciferol vitamina D3. A primeira é derivada de composto eterólico propagado nas plantas; a segunda é obtida a partir de um derivado do colesterol, pela ação do sol, raios ultravioletas sobre a pele. A vitamina D, ingerida por meio dos alimentos, é absorvida no intestino delgado, pelos mecanismos de assimilação das gorduras, e chega aos diversos tecidos do organismo pelo sistema linfático e sangüíneo.

Fora da alimentação, a maior parte desta vitamina é sintetizada pela pele e os raios ultravioletas transformam em pró-vitamina ou vitamina D. A pró-vitamina é uma substância inativa que existe nos alimentos e que o organismo transforma em vitamina ativa, geralmente só pela alimentação e a exposição ao sol. No horário das 10 horas até as 16 horas não é permitida a exposição ao sol, e quando o sol está quente demais a exposição pode ocorrer até às 9 horas e após às 17 horas. Para o adulto, 15 a 20 minutos de exposição diária já é suficiente. Seus reservatórios principais são o tecido adiposo e os músculos, sendo eliminada pela urina e fezes.

Sua ação fisiológica consiste em regular o metabolismo do cálcio e do fósforo em nível intestinal e ósseo. Quando a taxa de cálcio no plasma desce abaixo do nível crítico, é segregado o paratormônio, um hormônio que estimula a ativação da vitamina D nos rins e esta atinge o intestino, onde facilita a absorção do cálcio no tecido ósseo, e associado a este hormônio favorece e mobiliza-se o cálcio em sua passagem para o sangue. Quando a taxa de cálcio no sangue ultrapassa certo nível, é segregado outro hormônio – a calcitonina –, que age inibindo a mobilização do cálcio dos ossos.

a) Funções

A vitamina D é a única cuja fórmula biologicamente ativa é um hormônio. Seu papel fisiológico caracteriza-se como um positivo regulador da homeostase do cálcio; ela é essencial na fixação do cálcio e do magnésio na prevenção da osteoporose; é necessária para transportar o cálcio dos intestinos para as células do organismo; também na forma ativa, denominada calcitriol, inibe o crescimento das células leucêmicas e células de câncer de mama e de cólon, além de melanoma e linfoma e o crescimento de tumores de grande importância, o que se consegue também através da alimentação bem orientada e dos raios solares, como já foi explicado; controla a assimilação do cálcio e do fósforo, regulando o crescimento e a reconstituição dos ossos; é essencial para a absorção de cálcio, necessário para os dentes e ossos fortes e para assimilação da vitamina A.

b) Sinais de carência

Comprometimento do equilíbrio; na absorção do cálcio pelo intestino; nos processos de formação do tecido ósseo; alteração do metabolismo mineral, podendo provocar raquitismo em crianças; atraso no crescimento; empobrecimento progressivo em minerais dos ossos já calcificados. No adulto, provoca osteomalácea, por calcificação intensa. No caso do raquitismo, atinge os ossos compridos, tornando-os sem resistência que, sob o peso do corpo, curvam-se, deformando-se os joelhos, os punhos, os quadris e os membros inferiores.

As cartilagens das costas tornam-se espessas, o tórax é deformado e pode também afetar os dentes. Quando o problema de carência atinge crianças de até seis meses de idade, pode provocar convulsões, tetania e contração muscular devido à baixa taxa de cálcio no sangue. No caso de osteomalácea, os sintomas são fraqueza muscular, dores ósseas, com maior incidência na coluna vertebral. À medida que a doença progride, aumenta o risco de fraturas espontâneas; também o coração e o sangue dependem desta vitamina, que funciona junto com a vitamina C.

c) Toxidade

Altas doses podem ocasionar hipercalcemia e calcificação dos tecidos brandos. Os sintomas de hipercalcemia incluem anorexia, náuseas, vômitos, constipação intestinal severa e cansaço fácil. Casos mais graves podem provocar convulsão, hipertensão, insuficiência renal e coma. Mas, com doses abaixo de mil UI/dia, raramente causa toxidade.

d) Fontes

Peixes gordurosos, salmão, arenque, atum, sardinha, óleo de fígado de peixe, fígado de gado e de galinha, gema de ovo, gordura do leite, nata, iogurte de leite integral, manteiga, queijos, todos os derivados do leite, margarina, semente de girassol, germe de trigo, cogumelo e exposição ao sol.

Dosagens

Dose recomendada: 200 a 400 UI/dia.

Dose terapêutica 100 a 400 UI/dia.

2.3. Vitamina E (alfa tocoferol)

A vitamina E é um óleo viscoso amarelo e lipossolúvel. Seu grupo é constituído por uma mistura de vitaminas, das quais a melhor forma é a derivada de fontes naturais, como o alfa tocoferol, que existe na natureza; oxida-se rapidamente em presença de álcalis e permanece estável em ácidos; resiste à luz. Esta vitamina foi isolada por Evans e Col., em 1936, no óleo de germe de trigo e em oito tocoferóis que ocorrem naturalmente em atividade vitamínica conhecidos. O alfa tocoferol é considerado a forma mais ativa e o mais importante de todos, representando 90% dos tocoferóis com grande atividade biológica em muitos sistemas orgânicos.

A vitamina E foi identificada e sintetizada como um poderoso antioxidante do organismo por sua lipossolubilidade e efeito protetor na membrana celular, impedindo a destruição das células do Sistema Nervoso Central (SNC) por radicais livres formados em isquemias cerebrais (AVC). Existem diversas substâncias com atividade desta vitamina, sendo agrupadas sob o termo tocoferol, mais ainda o alfa tocoferol, a forma mais ativa. Ela auxilia as células cerebrais a obter o oxigênio necessário; auxilia a digestão das gorduras; alivia câimbras e distensão muscular; contribui para o bom estado dos tecidos; acelera a cura de lesões da pele; protege a membrana da ação deletéria dos radicais livres e protege as vitaminas B e C da oxidação.

Esta vitamina possui a particularidade de se unir ao oxigênio e evitar que ele se converta em peróxido tóxico, agindo como antipoluente para os pulmões. Parte desta vitamina que se ingere através dos alimentos é absorvida pelo intestino e transportada para vários tecidos orgânicos e os mecanismos são os mesmos que fazem a absorção das gorduras. Os principais reservatórios são: o fígado, o tecido adiposo, a hipófise e as glândulas supra-renais. Toda a vitamina que não foi absorvida é eliminada pelas fezes.

Os tocoferóis são facilmente oxidados, mas quando presentes naturalmente nos óleos e gorduras atuam como antioxidantes; eles são protegidos por estabilizantes e inibidores. Quando expostos ao ar ou à luz ultravioleta, são rapidamente alterados. A absorção e contração celular da vitamina A é aumentada pela administração da vitamina E. Por suas propriedades antioxidantes, esta vitamina contribui para a formação de novas hemácias e impede a destruição das mesmas no sangue; protege o revestimento das células pulmonares e retarda o envelhecimento das células em geral.

a) Funções

A vitamina E é um oxidante protetor, essencial para a permeabilidade e elasticidade das veias, artérias e capilares; previne o acúmulo de placas ou fibras nas paredes das mesmas; previne arterosclerose, a formação de coágulos e trombos; diminui o colesterol LDL; retarda o envelhecimento celular causado pela oxidação; fornece oxigênio ao organismo, dando resistência ao indivíduo; protege os pulmões da poluição atmosférica; associada à vitamina A, alivia a fadiga; seu uso previne que outras substâncias se combinem com o oxigênio e sejam modificadas por ele.

Obs.: O ferro inorgânico (sulfato ferroso) destrói a vitamina E. Por este motivo, não devem ser ingeridos juntos. Se estiver tomando suplementos que contenham sulfato ferroso, além da vitamina E, eles devem ser ingeridos com intervalo de no mínimo oito horas um do outro. O glucarato ferroso, o peptonato, o citrato ou fumarato, que são complexos de ferro orgânicos, não destroem a vitamina E.

b) Sinais de carência

Indivíduo com baixa taxa de tocoferol no plasma sofre diminuição na média de vida útil dos eritrócitos, resultando em anemia hemolítica e alguma forma de distrofia muscular progressiva, degeneração muscular e formação de coágulos; diminuem a circulação sangüínea, provocando doenças cardiovasculares, oxidação dos ácidos graxos, problemas de absorção das gorduras e das vitaminas lipossolúveis, fragilidade nos eritrócitos, lesões irreversíveis dos testículos e colapso sangüíneo.

c) Fontes

Germe de trigo, cereais integrais, óleos vegetais, gema de ovo, brócolis, couve-de-bruxelas, couve-flor, espinafre, trigo integral, manteiga, alface, agrião, frango, abacate, castanha-do-pará.

Dosagens

Dose recomendada: 8 a 10 UI/dia.

Dose terapêutica: 50 a 400 UI/dia.

2.4. Vitamina K (menadiona, filoquinona)

A vitamina K é uma vitamina lipossolúvel, anti-hemorrágica, vitamina da coagulação; é um fator protrombina. Foi descoberta em 1935 por um pesquisador, o cientista Henrik Dam, que a chamou de *Kuagulation*, devido à sua participação na formação dos coágulos. Quando há hemorragia, tanto externa quanto interna, as enzimas transformam no fígado um fator chamado protrombina em trombina, que, por sua vez, no fígado transformam o fibrinogênio em fibrina. A fibrina forma literalmente uma rede de proteção que impede a saída das hemácias até a obstrução do fluxo hemorrágico. A trombina é o elemento principal da coagulação e é segregada pelo fígado a partir da vitamina K.

Há quatro fatores que se acham dependentes desta vitamina:

- a presença no sistema de coagulação extrínseca ativada por traumatismo;
- o fator intrínseco que é ativado pelas plaquetas;
- o fator que leva à formação do coágulo;
- a conversão do fibrinogênio em fibrina.

Esta vitamina tem duas origens: exógena, que é obtida através dos alimentos, e endógena, obtida através da absorção de formas de vitamina K bacterianas no fígado e sintetizada pela flora intestinal, uma parte do intestino grosso (cólon). É absorvida no intestino delgado (ID) com o auxílio da bile, devido aos mecanismos que provocam a assimilação das gorduras; é absorvida também pelo sistema sangüíneo e linfático; após, ela é distribuída por todo os tecidos do organismo, como músculos e pele.

a) Funções

Sua principal função desenvolve-se no fígado, sendo indispensável à síntese de alguns fatores que agem sobre a circulação do sangue; auxilia na cura de contusões e distúrbios menstruais; é preparativo para o parto, com ou sem cesariana, ou para qualquer tipo de cirurgia prevenindo hemorragia (neste caso, é necessário o exame de protrombina); é importante para a conversão da glicose em glicogênio, para este ser armazenado no fígado; previne hemorragia ocular e cálculos na bexiga; ajuda na formação óssea e previne a osteoporose pós-menopausa; previne o câncer; inibe tumores como os de mama, ovários, cólon, estômago, pulmões e rins.

Esta vitamina é comparável a alguns agentes terapêuticos altamente tóxicos. É indispensável à carboxilação pós-transcrisional (ativação) de várias proteínas, tanto sangüínea quanto teciduais.

b) Absorção

A absorção desta vitamina depende da biodisponibilidade, que é de 10 a 70% em média. Após a absorção, ela é transportada do intestino para o sistema linfático e, após algumas horas, quantidades apreciáveis aparecem no fígado, rins, pele, músculos e coração, apresentando seu máximo de concentração no sangue cerca de duas horas após a administração oral, e isso é seguido por uma rápida queda do índice inicial.

c) Excreção

30 a 40% da vitamina K absorvida é excretada pela bile, após ter sido parcialmente metabolizada e conjugada no fígado; mais ou menos 15% é excretada pela urina.

d) Deficiência

Pode vir a causar aborto, hemorragia nasal, coagulação lenta do sangue, distúrbios celulares, diarréia e hemorragia em geral. Mas a deficiência desta vitamina é incomum em pessoas saudáveis, devido à ampla distribuição da vitamina nos alimentos, sendo preenchida por dietas variadas, exceto em condições de estresse que podem interferir na absorção ou no metabolismo desta vitamina, resultando na deficiência. Os antibióticos por via oral reduzem bastante a síntese de vitamina K pelos microorganismos intestinais.

e) Fontes

Alfafa, alface, milho, óleo de soja, soja em grão, óleo de açafrão, óleos vegetais, leite B, melado, queijos, iogurte, vagem, espinafre, fígado frito, café solúvel, aspargo cozido, agrião cru, tomate cru, nabo, arroz integral, cereais integrais, farinha de aveia, centeio, trigo, repolho, cenoura, couve-flor, couve-de-bruxelas, manga e pêssego.

Alimentos mais ricos em vitamina K, mcg em 100g do alimento

- Óleo de soja: 500mcg%
- Alface crua: 128,67mcg%
- Vagem cozida: 290mcg%
- Fígado frito: 92mcg%
- Espinafre: 88,89mcg%
- Aspargo cozido: 57,22mcg%
- Agrião cru: 55,88mcg%
- Café solúvel: 37,62mcg%
- Leite tipo B: 5,82mcg%
- Tomate cru: 4,73mcg%

Dosagens

Dose recomendada: mulheres, 65mcg; homens, 80mcg.

Dose terapêutica: não há necessidade de complementos.

3. Vitaminas hidrossolúveis

3.1. Vitamina B1 (tiamina)

A tiamina é uma vitamina hidrossolúvel, solúvel em água e insolúvel em gordura, largamente distribuída na natureza em animais e vegetais; participa no processo de estímulo de transição nervosa, na condução de íon sódio; envolve-se no metabolismo energético, atuando como uma coenzima essencial na digestão dos carboidratos; possui importante papel no metabolismo de cetoácidos e seu ácido pirofosfórico favorece a produção de ácido clorídrico; possui solubilidade em água; é instável aos raios ultravioleta; é destruída pelo calor ou quando fervida em solução ácida.

A maior parte desta vitamina é fornecida pela alimentação e por microrganismos presentes no intestino grosso (cólon), que a sintetizam. Tem papel importante na conversão da glicose em energia biológica; estimula o crescimento; melhora a atividade mental; mantém o funcionamento normal do coração; atua na insuficiência cardíaca, no sistema nervoso, músculo liso e estriado; auxilia no tratamento do herps-zoster, na anemia perniciosa, no alcoolismo, câimbras nos membros inferiores, na dermatite, na falta de apetite, na má digestão, na prisão de ventre e na diarréia.

Esta é a principal vitamina contra a beribéris e o raquitismo: melhora a resistência às infecções e a absorção dos alimentos; melhora a formação do sangue; exerce ação sobre o metabolismo dos açúcares; atua na desintoxicação do chumbo. É introduzida no organismo com os alimentos sob a forma livre e é mais efetiva quando ingerida junto com as vitaminas B2, B3, B6, B9,

C e E. Tem propriedades antioxidantes quando associada às vitaminas C, E, betacaroteno, selênio e zinco.

O processo de cozimento, descascamento e congelamento destroem a maior parte desta vitamina nos alimentos. Ela não possui estabilidade sob tempo de ebulição; é distribuída em todos os tecidos e a mais alta concentração encontra-se no fígado, no cérebro, nos rins e no coração. É particularmente indicada nos tratamentos e profilaxia de neurites, polineurite, síndromes dolorosas e nas manifestações psíquicas causadas pelo alcoolismo.

a) Sinais de carência

As causas que mais freqüentemente provocam a hipovitaminose desta vitamina são problemas relacionados com a absorção intestinal, infecções gastrintestinais, diarréias prolongadas, seqüelas de intervenção cirúrgica nas vias digestivas, cansaço pela falta de apetite, pela perda de peso, fadiga, perturbações cardiovasculares com aumento do ritmo cardíaco, palpitação e sensação de sufoco, dispnéia, taquicardia, ansiedade, nervosismo, insônia, perturbações neurológicas, falta de memória, depressão, neurite, câimbras, falta de sensibilidade muscular e irritabilidade.

b) Toxidade

Não há, mesmo quando administrada em altas doses. Não produz efeitos hipervitamínicos, uma vez que os excessos são facilmente eliminados pela urina e pelas fezes.

c) Fontes

Presunto, salsicha, coração, carnes em geral, ovos, fígado de gado, de vitela e de galinha, lagosta, salmão, peixes em geral, pão branco ou integral ou de centeio, massas, biscoitos, aveia, flocos de cereal, feijão, lentilha, ervilha verde e seca, couve-flor, couve-de-bruxelas, agrião, repolho, alho, levedo de cerveja, semente de girassol, todos os cereais, leguminosas, leite em pó, leite e derivados, castanha-do-pará, castanha-de-caju, noz pecã, amêndoas, amendoim, melado de cana, germe de trigo, aspargo, espinafre, couve, laranja, limão, tangerina, melancia, abacate, abacaxi, damasco, banana, goiaba, mamão, lima, morango, figo seco e batata doce.

Dosagens

Dose recomendada: 1 a 1,5mg/dia.

Dose terapêutica: 10 a 150mg/dia.

3.2. Vitamina B2 (riboflavina)

A riboflavina é uma vitamina hidrossolúvel, constituída de várias enzimas de importância primordial no metabolismo energético. Produzida em pequenas quantidades pela flora intestinal, é fornecida principalmente pelos alimentos. Depois de ser absorvida pelo intestino, é transportada para todos os órgãos. Sua armazenagem é insignificante no organismo, precisando ser reposta pela alimentação continuamente ou suplementada com uma fórmula em casos extremos, mas, com uma dieta bem orientada, não há necessidade de suplementos.

Quem pratica exercícios vigorosos, especialmente mulheres, se não fizer uma dieta balanceada, necessitará de uso adicional. Esta vitamina está associada à enzima glutationa-redutase, que auxilia na formação da glutationa, um dos maiores protetores contra lesões causadas pelos radicais livres. Também é antioxidante e essencial na respiração celular, na qual a energia é produzida; atua também na eliminação de resíduos tóxicos produzidos durante a respiração celular. Esta vitamina é recomendada quando se faz uso de antibióticos e após cirurgia gástrica (gastrectomia).

É essencial nos problemas de pele, doença celíaca, peso insuficiente, infecções digestivas, enterite crônica e infecções oculares, assim como na profilaxia de neurites, problemas psíquicos causados pelo uso do álcool em altas doses, cardiopatias, nefrites, polinefrites e síndrome dolorosas; ajuda o organismo a aproveitar o oxigênio; é importante na formação de anticorpos e glóbulos vermelhos saudáveis; reduz a fadiga; é essencial à nutrição, ao desportista, à gestante, nutris e lactante. É eliminada através da urina e das fezes.

a) Deficiência

A deficiência acontece pelo uso de tranqüilizantes, no hipotireoidismo, na doença hepática, no pós-doença gastrintestinal, ou em regime alimentar altamente irregular. Os sintomas são: atraso no crescimento, problemas digestivos, anemia, pelagra que começa com estomatite angular, glossite, lesão oral, fissura bilateral, língua vermelhada, dermatite da face localizada perto do nariz, nas pálpebras e lóbulo da orelha, seborréia no couro cabeludo, eczemas genitais e ovular, dermatose escrotal, alterações oculares, conjuntivites, redução de lágrimas, úlceras e cataratas.

b) Excesso

Em grandes doses pode induzir a perda das outras vitaminas do complexo B através da urina, principalmente a vitamina B6. Não se conhece efeitos tóxicos.

c) Fontes

Fígado de boi, coração, carne de gado, carne de aves, peixes como anchova, pescada, cavala e outros, presunto, queijo, requeijão, gema de ovo, leite integral, leite em pó, queijo de ovelha, levedo de cerveja, cogumelos, germe de trigo, cereais integrais, leguminosas, nozes, geléia real, aspargo, alfafa, soja, manga, ameixa seca, tangerina e vegetais de folha verde escura.

Dosagens
Dose recomendada: 1,7mg/dia.
Dose terapêutica: 10 a 20mg/dia.

3.3. Vitamina B3 (niacina ou nicotinamida)

A niacina, também conhecida como nicotinamida ou ácido nicotínico, é uma vitamina hidrossolúvel, constituinte ativa das coenzimas I e II. Quando metabolizada, origina co-fator no funcionamento das enzimas hidrogenases, envolvendo grande número de reações catalizadas de óxido-redução e do metabolismo energético. Atua na síntese do metabolismo das gorduras e oxigenação dos tecidos; é essencial na biossíntese dos hormônios sexuais estrógeno (progesterona e testosterona), assim como a cortisona, tiroxina e insulina, necessárias para as funções cerebrais.

A partir de certos aminoácidos essenciais, esta vitamina pode ser sintetizada no organismo pelas bactérias intestinais. Como vitamina hidrossolúvel, é a única que o ser humano é capaz de sintetizar. Isto se deve a várias reações intermediárias. É absorvida no intestino e eliminada pela urina; é necessária para a síntese nervosa; reduz as taxas de triglicerídios; elimina o colesterol LDL; aumenta o colesterol HDL e protege o organismo contra as doenças cardiovasculares.

Previne os depósitos de gorduras que obstruem as artérias e provocam infarto do miocárdio ou ataque cardíaco e demais doenças coronarianas. Atua como desintoxicante contra poluentes, álcool e narcóticos; previne e auxilia no tratamento da esquizofrenia e demais doenças mentais; potencializa o efeito da insulina no metabolismo da glicose no paciente diabético e alivia a enxaqueca.

a) Sinais de carência

Desequilíbrio psíquico, esquisofrenia, depressão, fadiga, irritabilidade, insônia, anorexia, fraqueza, dor abdominal, sensação de queimação em várias partes do corpo, esquecimento, tremores mórbidos, vertigens, diarréia, sintomas gástricos, dermatose característica nas regiões expostas, como a face, pescoço, braços e mãos – às vezes nos cotovelos, a pele fica áspera e com escaras, a ponta da língua fica vermelha e grossa.

b) Excesso

Rubor facial, se usado na forma de niacina ou ácido nicotínico, pois tem poder vasodilatador; pode provocar náuseas, cefalgia, podendo agravar os sintomas no diabético, nas pessoas com problemas hepáticos e digestivos.

c) Fontes

Levedo de cerveja, amendoim torrado, amêndoas, pernil de porco, carne de gado, coração, peixes como o salmão, espada, cavala, atum, atum em conserva, peru, presunto, pão integral, germe de trigo, aves em geral, ovos, cogumelos, massa, alfafa, ervilha verde ou em conserva, lentilha, brócolis, cereais integrais, frango, batata, frutas secas, abacate, castanha-do-pará, alface, damasco, pêssegos secos, tâmaras e abacaxi; a maior fonte são as carnes magras.

Dosagens

Dose recomendada: 10 a 20mg/dia.

Dose terapêutica: até 50mg/dia sob a forma de nicotinamida ou niacina.

3.4. *Vitamina B5 (ácido pantotênico)*

O ácido pantotênico é uma vitamina hidrossolúvel; é um ácido orgânico atipicamente ativo e sua atividade biológica é caracterizada apenas por isômeros. Sua ação vitamínica no organismo resulta de sua incorporação na coenzima A, que é envolvida nas reações enzimáticas de acetilação. É um componente do complexo B e não só está presente nos alimentos como também na flora intestinal; é sintetizado pelo intestino grosso e absorvido pelo intestino delgado; encontra-se em todos os tipos de tecidos animais e vegetais.

Apesar de ocorrer em todas as células vivas, é especialmente importante para o córtex das adrenais, que se localiza sobre os rins, onde estimula a produção da cortisona, assim como outros hormônios responsáveis pela memória do cérebro e pela saúde dos nervos e da pele; protege as membranas contra as infecções; faz parte de uma importante enzima, intervindo em muitas e importantes reações; entra na degradação dos princípios nutritivos, como no caso dos açúcares, gorduras e proteínas, a fim de fabricar energia.

Esta vitamina entra nos processos de síntese de ácidos graxos do colesterol e dos hormônios esteróides. É sensível aos ácidos, aos álcalis e ao calor. O cozimento, o descascamento e congelamento dos alimentos eliminam 44% desta vitamina. Administrada por via oral, é completamente absorvida no intestino delgado e em pequenas porções no estômago; em alta concentração, é encontrada no fígado, rins, coração e cérebro, onde ela é armazenada. As hemácias contêm em forma de coenzima A, e enquanto está circulando no plasma sangüíneo, acha-se ligada à proteína, a forma de transporte desta vitamina.

a) Funções

As principais funções: protege as membranas contra as infecções; é essencial para a produção de anticorpos; aumenta a energia e a velocidade de recuperação do organismo, mantendo o sistema endócrino funcionando adequadamente; possui capacidade de aumentar a energia e o desenvolvimento no atleta; alivia as dores da artrite; restabelece o brilho e a cor dos cabelos; proporciona o rejuvenecimento de modo geral; reduz o colesterol; dá proteção contra as doenças cardiovasculares; acelera a cicatrização de feridas; desintoxica o álcool; protege o organismo contra infecções e ativa a memória.

b) Deficiência

Sua deficiência pode causar dor abdominal, vômitos, câimbras, dor e queimação nos calcanhares, fadiga física, insônia, redução da imunidade e alguns agentes infecciosos, lesões das mucosas da pele, debilidade muscular, irritabilidade acentuada, cefaléia, depressão, tontura, falta de coordenação motora, formigamento nos membros inferiores e superiores, distúrbios gastrintestinais, hipoglicemia, osteoartrite e neuropatia diabética.

c) Fontes

Carnes de gado, de porco, de aves, peixes em geral (os melhores são salmão, lagosta e sardinha), ovos, leite e todos os seus derivados, cereais integrais, levedo de cerveja, lentilha, arroz integral, feijão, milho, germe de trigo, batata-doce, brócolis, amêndoas, nozes, mel, aveia, banana, damasco, abacate, couve-flor e hortaliças em gerais.

Dosagens

Dose recomendada: 4 a 7mg/dia.

Dose terapêutica: 10 a 100mg/dia.

3.5. *Vitamina B6 (piridoxina)*

A vitamina B6 é hidrossolúvel; é um co-fator enzimático que atua em mais de sessenta tipos de enzimas. O primeiro composto com atividade biológica de vitamina B6 a ser isolada na forma pura foi a piridoxina, existindo três grupos: cloridrato de piridoxina, cloridrato de piridoxal e de piridoxamina. Estes três são estáveis ao calor e em meio ácido. Podem ser aquecidos até 100 graus centígrados por 30 minutos sem decomposição, mas são destruídos pela luz, principalmente em meio neutro ou alcalino.

Embora muito raro, pode acontecer uma anemia por deficiência desta vitamina, porque ela age em várias etapas da síntese HEME da hemoglobina; neste caso, a anemia é macrocítica e normocrômica. Esta vitamina entra no organismo pela alimentação e é rapidamente absorvida no intestino delgado; ela participa da conversão de proteína em energia e de glicogênio em glicose para os músculos. Participa do metabolismo dos aminoácidos e regula a utilização adequada das gorduras, sendo essencial para a absorção da vitamina B12.

A vitamina B6 é mais eficaz quando ingerida com as vitaminas do complexo B (B1, B2, B5), com vitamina C, com magnésio, potássio, zinco e com o ácido linolénico. Ajuda nas funções das supra-renais; é um antioxidante neurotransmissor cerebral; evita diversas perturbações nervosas; é importante fonte de energia durante o exercício. Sua necessidade aumenta nas dietas com alto teor protéico, sendo ótima contra as doenças dermatológicas.

a) Funções

Os mecanismos de ação da vitamina B6 são relacionados com a síntese dos aminoácidos e exercem importante papel no metabolismo, como uma coenzima para uma grande variedade de processos metabólicos na transformação dos aminoácidos. Esta vitamina é essencial na síntese da porfirina e certas desidratases, transferases, hidroxilases e sintetase. O fosfato de piridoxal exerce importante papel como coenzima; ele é um co-fator na conversão do triptofano em 5-hidroxitriptofano, a conversão da metionina em cisteína, pois tudo depende desta vitamina. Na função de co-fator, ela é capaz de modificar as ações dos hormônios esteróides.

b) Sinais de carência

A carência desta vitamina pode ser provocada pelo uso prolongado de medicamentos de ação antivitamínica B6, como, por exemplo: os contraceptivos orais aumentam a necessidade desta vitamina na gravidez; um regime alimentar com insuficiência de proteínas; o consumo de álcool; e ainda a carência de outras vitaminas, podendo ocorrer depressão, irritabilidade, anemia, fraqueza, artrite, queda de cabelos, vômitos, náuseas, perda de peso, estomatite, glossite, dermatite seborréica localizada perto dos olhos, do nariz e da boca, estado de confusão, convulsões em crianças e deficiência no aprendizado.

c) Excesso

O excesso, o organismo excreta através da urina. Entretanto, pode causar deficiência de outras vitaminas do complexo B, caso não seja mantida uma dieta adequada.

d) Fontes

Todas as carnes, todos os peixes (os melhores são arenque, bacalhau, atum e salmão), cereais integrais, germe de trigo, farelo de trigo, lentilha, cenoura, semente de girassol, ervilha, batata, leite e todos os seus derivados, ovos, repolho, banana, uva, ameixa, abacate, nozes e levedo de cerveja.

Dosagens

Dose recomendada: 2mg/dia.

Dose terapêutica: 10 a 100mg/dia.

3.6. Vitamina B9 (ácido fólico)

O ácido fólico é uma vitamina do complexo B. Aparentemente é encontrada em diferentes composições químicas, dependendo da origem, mas todas são constituídas de uma molécula de ácido pteróico, ligado pelo menos a uma molécula de ácido glutâmico. É um cofator para reações enzimáticas; precipita em cristais amarelos sem ponto de fusão definido; é instável em soluções ácidas e em altas temperaturas; é sensível à ação da luz, ácido, oxidação e calor; pouco solúvel em água fria e em álcalis. Sua potência diminui quando os alimentos são guardados em temperatura ambiente.

Esta vitamina está envolvida na síntese de tiamina, sendo essencial na renovação das células, na qual participa da formação dos ácidos nucléicos DNA, RNA e da colina; é indispensável à medula óssea, à gestação e ao bom funcionamento intestinal; participa intensamente da síntese e degradação das proteínas. A forma atuante da substância se encontra no parênquima hepático, onde é transformada em folatos que serão metabolicamente ativos na hemopoiese. Estes folatos encontram-se em quantidades pequenas nos alimentos, de modo que sua ingestão diária é aproximadamente de 100 a 1500mcg.

É necessária para a formação dos glóbulos vermelhos do sangue e para a utilização do açúcar e dos aminoácidos. Esta vitamina não depende de "carreador" para ser absorvida; ela age como coenzima, regula o desenvolvimento das fibras nervosas na fase embrionária fetal. Algumas membranas mucosas também dependem desta vitamina. Pode ser sintetizada no trato intestinal, desde que haja a presença de Paba (ácido paraminobenzóico). Ao ser ingerida através dos alimentos, é absorvida pelo intestino delgado e armazenada no fígado em pequenas quantidades, pois é rapidamente excretada pelo rim em grandes quantidades em 24 horas.

a) Sinais de carência

Afeta o sistema nervoso, as funções cerebrais, amnésia, insônia, fraqueza, fadiga, irritabilidade, anemia megaloblástica, problemas no sistema imunológico e na medula óssea, problemas metabólicos em gerais, estresse, má absorção, problemas intestinais, pelagra, doença celíaca, diverticulose, problemas alérgicos, perda de sangue e doenças de pele. Podem ocorrer estas carências por má nutrição, ou seja, refeições pobres em frutas, verduras e legumes.

b) Excesso

Eventualmente, podem ocorrer reações alérgicas, mas o organismo tolera bem. Porém, a ingestão de grandes quantidades de ácido fólico pode mascarar alguma deficiência de vitamina B12.

c) Fontes

Carne bovina, carne de porco e de carneiro, fígado, frango, aves em geral, gema de ovo, queijo caseiro, pão integral, de centeio ou qualquer tipo, germe de trigo, beterraba crua e cozida, milho verde, espinafre, abobrinha, cogumelo, chicória, couve, agrião, repolho, brócolis, couve-flor, alface, folhas e raiz de beterraba e de nabo, aspargo, lentilha, coco, ervilha verde, feijão, arroz integral, amêndoas, amendoim, abacate, cevada, tâmaras, alface, suco de laranja preparado na hora de ingeri-lo. Alimentos mais ricos nesta vitamina são:

- 50g de fígado de galinha cozido contém 385mcg.
- 50g de fígado de vitela grelhado contém 380mcg.
- 50g de fígado de peru cozido contém 330mcg.

Dosagens

Dose recomendada: 100mcg/dia.

Dose terapêutica: 50mcg a 1000mcg/dia.

3.7. Vitamina B12 (cianocobalamina)

Esta vitamina é a única que contém cobalto; encontra-se nos alimentos de origem animal e para sua absorção requer a presença do fator intrínseco, substância produzida pela mucosa gástrica. Quando por circunstâncias patológicas deixa de se formar este fator, absorve-se pouca quantidade da vitamina B12, podendo surgir anemia perniciosa, uma vez que sua função é a participação na formação dos glóbulos vermelhos do sangue. Esta vitamina controla tanto as desordens hematopoiéticas como os efeitos degenerativos sobre o sistema nervoso central (SNC). Ela está envolvida no metabolismo de proteínas, de carboidratos e de gorduras.

Às pessoas que têm contagem baixa de basófilos (histapênicos) é indispensável o uso de suplemento desta vitamina junto com o ácido fólico, além de também se associar ao cálcio para ser bem absorvida e beneficiar adequadamente o organismo todo, pois o suplemento desta vitamina não é por si só bem assimilado pelo estômago. O fator intrínseco protege a ação das enzimas quando o alimento passa para o intestino, até ser absorvido pelo fator intestinal; após isso, é transportado pelo sangue aos tecidos, tornando-se ativo. A coenzima cobalamina age na promoção do crescimento e na maturação das células vermelhas.

O fígado funciona como reservatório de uma grande quantidade desta vitamina, em que 70% voltam a ser absorvidas pelo intestino, que as lança na bile. Após ser utilizada pelo organismo, ela é excretada pela urina, fezes e saliva; é solúvel em água e álcool; é instável em solução ácida e alcalina; é armazenada no fígado de 50 a 90%, pequenas quantidades nos rins, pâncreas, coração, cérebro, sangue e medula óssea. Raramente se verifica avitaminose desta vitamina por insuficiência alimentar, mas temos que ter cuidados com a alimentação que seja eficiente, porque os sintomas de deficiência dela podem levar mais de cinco anos para aparecer, e isso só depois de esgotadas as reservas orgânicas.

a) Funções

A função desta vitamina é muito importante; ela ajuda no metabolismo dos hidratos de carbono; previne qualquer tipo de anemia; estimula o apetite em crianças e promove o crescimento normal; mantém o sistema nervoso saudável; ameniza a irritabilidade; aumenta a capacidade de concentração, a memória e o equilíbrio; ajuda na utilização adequada das gorduras, carboidratos e proteínas, convertendo tudo em energia. É estimulada pelos seguintes nutrientes: vitamina C, B6, B9, inositol, cálcio, potássio, sódio e zinco.

b) Sinais de carência

Pode ocorrer por problemas intestinais que dificultem a absorção desta vitamina, causando anemia megaloblástica e perniciosa, que causa a degeneração da medula óssea, com sintomas de palidez, fraqueza, aceleração cardíaca e respiratória, glossite, gastrite, perda de apetite, perturbação nervosa, alucinação, fadiga, insônia, alergias, lesões do sistema nervoso, amnésia, formigamento nas mãos e pés, falta de coordenação motora, falta de sensibilidade, envelhecimento precoce, problemas oculares e digestivos com alterações das mucosas intestinais. Podem-se observar em indivíduos que seguem regime vegetariano rigoroso. Fatores que prejudicam seu desempenho: álcool, café em demasia, inseticida, laxantes, pílulas, fumo, deficiência de vitamina B6, sais de cálcio e de ferro.

c) Fontes

Carne vermelha magra, fígado de qualquer animal, rim, coração, ovo, peru, salmão, sardinha, atum, arenque, linguado, cavala, camarão, iogurte, nozes, ameixas, farelo de trigo e flocos, leite e todos os seus derivados, leite em pó, pão integral, todos os tipos de queijos e ervilha verde.

Dosagens
Dose recomendada: 30 a 100mcg/dia.
Dose terapêutica: 50mcg a 1mg.

3.8. Vitamina C (ácido ascórbico)

A vitamina C é um elemento sólido branco cristalino e hidrossolúvel, muito solúvel em água e etanol absoluto, insolúvel nos solventes orgânicos comuns; faz parte do complexo B, e é denominada também de ácido ascórbico, um dos mais poderosos antioxidantes, com grande potencialidade para varrer radicais livres (RL). Esta vitamina não é sintetizada no organismo humano, mas no estado sólido é relativamente estável. No entanto, quando em solução é facilmente oxidada, em relação de equilíbrio ao ácido L-desidroascórbico.

Aumenta sua estabilidade com baixa temperatura e a maior perda se dá no aquecimento dos alimentos; perde-se também no congelamento e armazenamento; acha-se envolvida no metabolismo dos glicídios, reduz a tolerância à glicose, baixa o glicogênio hepático e a resistência à insulina. O ácido ascórbico tem papel importante na conversão do ácido fólico em ácido folínico e na formação do colágeno. A substância protéica contém a hidroxiprolina e a hidroxilisina que unem as células; é formada no organismo a partir dos aminoácidos prolina e lisina; ela também atua no metabolismo da fenilalanina e da tirosina.

Foi comprovado que a vitamina C possui papel de fiundamental importância durante o esforço muscular intenso de breve duração e resiste à fadiga; portanto, temos que ingerir alimentos com altas taxas desta vitamina, uma vez que o organismo não a sintetiza; mas só em caso de comprovada necessidade devemos utilizar complexos vitamínicos, privilegiando sempre receber todas as vitaminas através dos alimentos que existem em abundância na natureza.

Esta vitamina é indicada como preventivo de cânceres. No entanto, não podemos garantir a cura em caso da doença já estar estabilizada; ela potencializa a atividade imunológica do organismo, pois tem capacidade de neutralizar diferentes tipos de substâncias químicas que possam se encontrar no meio ambiente como nos alimentos e na água, como cloraminas, os quais se combinam com outras substâncias que podem produzir radicais livres.

É um valioso auxiliar da insulina para evitar complicações no diabético, em órgãos como coração, rins, olhos, cérebro e artérias; é útil nas doenças mentais, asma, colesterol elevado e doenças cardiovasculares. Desempenha importante papel no metabolismo do cálcio nos ossos – o mineral se fixa sobre uma armadura de tecido conectivo formado no interior do osso, parecendo uma teia de aranha; mantém a substância do cimento intracelular na preservação da integridade capilar, promovendo a cicatrização em fraturas, contusões, hemorragias e sangramento das gengivas; participa na redução do ferro férrico em ferro ferroso no trato intestinal.

A enzima poliidroxilase é ativada pela vitamina C, mas ela esgota-se rapidamente por ser volátil. Por esse motivo, é aconselhável a ingestão de muita fruta cítrica, fazendo-se o suco natural e ingerindo-o logo, para não perder a vitamina, que contribui prevenindo resfriado comum; protege a circulação geral do organismo, principalmente a parte venosa; acelera a circulação pós-cirúrgica; é absorvida no intestino delgado e é diretamente transportada pelo sangue para todo o organismo; entra no metabolismo dos hormônios esteróides e dos lipídios; transforma o colesterol em ácidos biliares; atua nos processos de desintoxicação de medicamentos, pesticidas e substâncias cancerígenas; possui ação imunológica e antibacteriana; favorece a atividade dos leucócitos e aumenta a taxa de hemoglobina e dos anticorpos.

a) Sinais de carência

Pode causar escorbuto, fadiga, dores musculares, pouca resistência às infecções, cefaléia, anemia hipocrômica, enfraquecimento da estrutura óssea, das cartilagens e dos dentes, problemas vasculares, anorexia, perda de peso e estresse.

b) Fontes

Limão, goiaba, suco de laranja puro e natural, acerola, laranja, lima, sucos de todas as frutas, groselha, abacaxi, tangerina, toranja, pimentão, tomate, brócolis, aspargo, feijão verde, mostarda, agrião, nabo, morango, salsa, acelga, folhas e raiz de beterraba, ervilha, milho verde, trigo, aveia, batata assada, espinafre, banana, repolho, couve, chicória, melão, melancia, rabanete, alho, caqui.

Dosagens

Dose recomendada: 60mg/dia.

Dose terapêutica: 100 a 2000mg/dia.

3.9. *Vitamina H (biotina, coenzima R)*

A biotina é uma vitamina do complexo B, hidrossolúvel, considerada uma coenzima que participa de importantes reações; é essencial para o metabolismo normal de gorduras, proteínas e dos aminoácidos essenciais arginina, isoleucina, leucina e valina; auxilia na síntese de vitamina C; age como coenzima na síntese de ácidos graxos e na oxidação destes, no metabolismo dos carboidratos, das proteínas e dos lipídios; é solúvel em álcalis e ligeiramente solúvel em ácidos e minerais diluídos; é sensível ao calor e se cristaliza em contato com a água.

É sintetizada pelas bactérias da flora intestinal; após ingerida, é rapidamente absorvida pelo intestino e aparece na urina; é indispensável para a formação de ácidos nucléicos e essencial ao processo de formação de glicogênio. Qualquer grupo de vitaminas a que pertença a biotina tem peculiaridade de ser sintetizado por certas bactérias do trato digestivo. Quando a bactéria se encontra em número suficiente, ela está presente numa certa enzima, desempenhando papel relevante.

Esta vitamina é ótima no combate à depressão, câimbras dos membros inferiores, dores musculares, eczemas, dermatites, calvície e o branqueamento precoce dos cabelos; protege o coração contra batidas irregulares; regula o metabolismo das gorduras dos obesos e combate o estresse. Funciona em combinação com as vitaminas do complexo B, C e enxofre. Não é armazenada em nenhuma parte específica do organismo, podendo existir ínfimas quantidades no fígado. Sua excreção se dá pela urina.

a) Sinais de carência

Podem ocorrer alterações neurológicas. O ovo cru, especialmente a clara, impede a absorção da biotina. Deve-se ter precaução a efeitos tóxicos semelhantes aos do aminobenzoato de potássio, que é considerado hipotermizante. Essas substâncias não devem ser administradas a pacientes que fazem tratamento com sulfas, por causa do perigo de cristalúria.

Sua carência pode causar depressão, dores musculares, insônia, lentidão, diminuição no controle muscular, cansaço, anorexia, perda de apetite, náuseas, fadiga, dermatite escamosa, problemas cardíacos, anemia branda, queda de cabelos, pele seca, câimbras musculares, exaustão extrema pelo esforço físico, eczema no rosto e no corpo e hipotonia em crianças. Estes sintomas são raros, uma vez que a biotina está presente na maioria dos vegetais e também nos alimentos de origem animal. O álcool, a cafeína, os antibióticos, as sulfas e a oxidação podem trazer deficiência desta vitamina.

b) Fontes

Leite, gema de ovo, queijos, grãos integrais, cogumelos, semente de girassol, levedo de cerveja, feijão, lentilha, couve-flor, ervilha, soja, amêndoas, amendoim, castanha-de-caju, melancia, morango, laranja, nozes, banana, melão, uva passa, aves (todas), salmão, sardinha, arenque e atum, rim de gado, fígado de gado e de galinha e farinha de soja.

Dosagens
Dose recomendada: 30 a 100mcg/dia.
Dose terapêutica: 10 a 150mcg/dia.

3.10. Vitamina B paba (ácido paraminobenzóico)

É uma vitamina hidrossolúvel. É um fator vitamínico componente do complexo B solúvel em água e sua maior propriedade é de filtrar os raios solares, estimulando a síntese do ácido fólico. É uma coenzima importante na quebra e utilização das proteínas; é sintetizada pelas bactérias intestinais e armazenada nos tecidos orgânicos; é necessária para a assimilação e eficácia na ação do ácido pantotênico; auxilia na manutenção da vitalidade da pele; previne o envelhecimento celular e mental dermatologicamente em forma de uso externo, como cremes ou pomadas; elimina eczemas da pele e ajuda a protegê-la das queimaduras de todas as etiologias.

Auxilia na restauração da cor natural do cabelo e no retardo de seu branqueamento; retarda o aparecimento de rugas; restaura a flora intestinal; evita que a vitamina C seja destruída pela oxidação; atua na imunidade, prevenindo a infertilidade; é necessária no crescimento e na imunidade da criança; previne a febre reumática; evita o sangramento das gengivas; é mais eficaz quando usada junto com outras vitaminas do complexo B; é estimulada pela vitamina B12, colina, ácido linoléico e sais de zinco. A síntese desta vitamina pelas bactérias é inibida pelos antibióticos, sulfas, álcool e estrógenos.

a) Sinais de carência

Pode causar problemas digestivos, constipação, irritabilidade generalizada, depressão, fadiga, cefaléia, psoríase, vitiligo, eczemas, envelhecimento precoce e embranquecimento dos cabelos.

b) Excesso

Pode causar náuseas, vômitos e problemas nos rins, fígado e coração.

c) Fontes

Levedo de cerveja, cogumelos, grãos integrais, germe de trigo, farelos, semente de girassol, soja, película das frutas cítricas (principalmente a laranja), melado, castanhas, peixe, rim, soro de leite e espinafre, hortaliças, legumes, cereais, ovo e cereja.

3.11. Vitamina B (inositol)

O inositol é uma vitamina componente do complexo B. É lipotrópico, uma substância branca cristalina hidrossolúvel, de gosto adocicada; combina-se com a colina para formar a lecitina; metaboliza gorduras e colesterol; baixa as taxas de colesterol total; atua de forma significativa no metabolismo cerebral; ajuda a conciliar o sono; é importante para o crescimento e manutenção da vida; basicamente encontra-se nos tecidos animais e vegetais.

Possui função distinta no organismo, como: a oxidação do dióxido de carbono, a síntese de fosfolipídios, a participação na glicogênese (formação de glicogênio a partir de proteínas e gorduras) e contribui para a redistribuição das gorduras do corpo. Esta vitamina é importante para a nutrição das células cerebrais; encontra-se de forma livre e combinada no coração, pulmões, músculos, fígado, cérebro, sangue, na maioria dos tecidos fluídos e aparelho reprodutor masculino, atuando na maturação do esperma.

Atua no tecido neural, como nutrientes. Nos músculos esqueléticos, coração e cérebro a concentração no plasma fresco é de 0,5mg% de sangue. Melhora a condução nervosa, produz efeito calmante, protege o fígado de infiltrações gordurosas e lesões por toxinas. É parte integrante das membranas extra e intracelular, desempenhando várias funções fisiológicas e bioquímicas combinadas.

O inositol é ótimo ao diabético; alivia a cetose da inanição; é eliminado pela urina; protege contra as doenças cardiovasculares, arterosclerose, escleroses múltiplas, glaucoma, asma, constipação intestinal. Possui papel importante no desenvolvimento pré-natal e neonatal, sendo essencial na infância. O inositol diminui o nível das gorduras hepáticas no metabolismo dos açúcares, protegendo o diabético das neuropatias e uremias. É absorvido no intestino, sendo rapidamente transformado em glicose.

Seu efeito é melhor quando tomado junto com as vitaminas do complexo B como a colina e as vitaminas E, C e zinco, fósforo e ácido linolénico. O consumo do inositol pelo indivíduo é cerca de um grama/dia. Uma alimentação normal pode satisfazer toda sua necessidade, pois os alimentos em média fornecem de 300 a 600mg/dia e necessitamos de 0,5 a 1g/dia.

a) Sinais de carência

Pode causar anormalidades oculares, hipercolesterolemia, retardo no crescimento, neuropatia diabética e periférica, queda de cabelos (alopcia), alterações na pele e diminuição da lactação.

b) Excesso

Pode causar polineuropatia urêmica, que poderá agravar-se até chegar a uma doença crônica renal.

c) Fontes

Todas as carnes, fígado bovino, miolos, coração, peixes, leite e seus derivados, todos os produtos e grãos integrais, levedo de cerveja, feijão, soja, semente de cereais, ervilha, milho, melado, germe de trigo, amendoim, repolho, brotos de feijão, todas as hortaliças, uva, melão e todas as frutas cítricas.

Dosagens
Dose recomendada: 100mg/dia.
Dose terapêutica: 50 a 300mg/dia.

3.12. Vitamina B (colina)

A colina faz parte do complexo B, é hidrossolúvel, sendo uma parte vital de todas as células orgânicas; é precursora da acetil-colina; está ligada à manutenção da memória; é relacionada com a liberação de óxido nítrico; é um emulsificante natural das gorduras. A lecitina ajuda a prevenir o acúmulo de gordura no fígado; substância lipotrópica, possui especialmente ação no metabolismo dos lipídios. Tem funções importantes, proporcionando o precursor para o medidor neuroquímico, a acetil-colina; ela é também importante como metildoador no metabolismo intermediário.

Pode ser sintetizada no organismo através de alguns aminoácidos, como a metionina e a serina. É prontamente absorvida pelo intestino delgado, podendo ser também sintetizada no estômago se houver presença de vitamina B12 e de ácido fólico. A colina é uma substância lipotrópica, necessária para a síntese de ácido nucléico na formação de novas células (reprodução celular). Sua principal função é ligar-se ao inositol para formar lecitina, a qual emulssifica as gorduras em excesso, emulciona o colesterol para que ele não se deposite nas paredes das artérias ou na vesícula, pois a colina controla sua produção.

A colina protege o cérebro contra as variações da dieta diária, entrando diretamente nas células cerebrais para produzir uma substância química que favorece a memória; ajuda na condução dos impulsos nervosos, na memória, na idade avançada, no tratamento da demência senil; ajuda a eliminar os venenos e medicamentos tóxicos do organismo, auxiliando o fígado e produzindo efeito calmante.

É necessária também para a manutenção da bainha de mielina dos nervos. Para o bom funcionamento das funções hepáticas, é importante para a glândula tireóide, que secreta o hormônio tiroxina. A colina funciona em combinação com a vitamina A e as do complexo B, manganês e ácido linoléico. Fatores que interferem negativamente na assimilação: ingestão de açúcar em excesso, álcool, cafeína, sulfas, antibióticos e estrógeno.

a) Sinais de carência

A falta desta vitamina ou sua deficiência aumenta os lipídios existentes no fígado e, eventualmente, ocorre fibrose e cirrose hepática, degradação adiposa do fígado, degeneração hemorrágica no rim, dermatite, alterações hemáticas, conjuntivite, parestesia, endurecimento das veias e artérias, úlceras hemorrágicas, formação de cálculos renais e biliares, disfunção renal, hipertensão arterial, problemas cardíacos, nervosismo, amnésia, dificuldade de raciocínio, Mal de Alzheimer e anomalia no desenvolvimento infantil.

b) Fontes

Levedo de cerveja, gema de ovo, carnes, fígado, rim e miolo de gado, peixes (são os mais importantes), germe de trigo, arroz, aveia, leite, presunto, manteiga, cogumelo, feijão, cenoura, lentilha, batata-inglesa, nozes, castanhas, óleo de girassol, suco de laranja, brotos de alfafa, couve-flor e alface.

Dosagens

Dose recomendada: 500 a 900mg/dia.

Dose terapêutica: até 300mg/dia.

III
Minerais

Os minerais são elementos existentes no organismo e nos alimentos, em combinações orgânicas e inorgânicas. Os elementos minerais desempenham diversos papéis essenciais nos fluídos corporais. Como constituintes dos tecidos do organismo, regulam o metabolismo de diversas enzimas. Mantêm o equilíbrio ácido básico e a pressão osmótica, facilitando a transferência de elementos essenciais na membrana.

Temos duas categorias de minerais: os *microelementos e os macroelementos.*

- Os microelementos: existem no organismo em quantidades muito pequenas, mas são responsáveis por inúmeros processos metabólicos. Estes elementos são: Bismuto (Bi), Boro (B), Cobalto (Co), Cobre (Cu), Cromo (Cr), Ferro (Fe), Flúor (F), Germânio (Ge), Iodo (I), Manganês (Mn), Molibdênio (Mo), Selênio (Se), Silício (Si), Vanádio (V) e Zinco (Zn).
- Os macroelementos: existem em maior quantidade. No entanto, junto com os microelementos asseguram a construção e reparação dos tecidos, intervindo diretamente no equilíbrio do metabolismo celular. Estes elementos são: Cálcio (Ca), Cloro (Cl), Enxofre (S), Fósforo (P), Magnésio (Mg), Potássio (K) e Sódio (Na).

1. Bismuto (Bi)

O bismuto é um metal branco cristalino, com tonalidade avermelhada. Seus sais insolúveis são empregados principalmente por sua ação protetora das mucosas. São também fracamente antissépticos. Diversos compostos de bismuto, tanto solúveis como insolúveis, são utilizados para o tratamento da sífilis. Entra nas preparações antidiarréicas, em supositórios, em produtos para tratamento da pele e freqüentemente são administrados em casos de colostomia, para evitar e reduzir odores fecais e favorecer uma correta e regular evacuação.

É eficaz como substituto dos antibióticos, em muitos casos suprindo ou diminuindo sua administração. Os sais de bismuto são particularmente prescritos em tratamento no máximo de quatro semanas; usa-se em caso de úlceras gastroduodenais; é ótimo nas afecções da garganta, como amigdalites, laringites, faringites, angina vermelha, constipação, gastrites, dores abdominais, dores no peritônio, peritonites, enterocolites e cólicas em gerais.

2. Boro (B)

O boro é um oligoelemento ultratraço não metálico do grupo do alumínio; é um elemento característico do ácido bórico, dos boratos, dos metaboratos e dos perboratos; é um importante fator nutricional, que diminui a incidência de osteoporose; é estimulante e eficaz na produção de hormônios esteróides no corpo, principalmente os liberados pela tireóide. Ele possui propriedades funcionais na regulação e controle em parte das atividades dos paratormônios; atua no metabolismo do cálcio, do magnésio e do colecalciferol; é um microelemento geralmente encontrado nos alimentos de origem vegetal.

É um fator auxiliar na manutenção do cálcio, do fósforo e do magnésio no corpo e nos ossos; ajuda o organismo a aproveitar o máximo estes minerais; previne a osteoporose, as doenças cardiovasculares, o câncer, a hipertensão e a artrite; reduz o colesterol total e o LDL; alivia as cãimbras dos membros inferiores; é essencial na menopausa. Neste caso, deve ser suplementado, para baixar a excreção de cálcio e de magnésio, pois ele age no estrógeno; atua nos problemas gastrintestinais e pele seca; é essencial ao crescimento e desenvolvimento das plantas.

O boro aumenta a ceruloplasmina, uma proteína plasmática (alfa-globulina) que contém oito átomos de cobre, provavelmente em conexão covalente. O boro representa pelo menos 90% do cobre do plasma e é determinado pela sua capacidade oxidáxica. As taxas sangüíneas vão de cerca de 70 a 120mcg%, porém mostram-se no geral acentuadamente diminuídas na degeneração hepatolenticular. Encontra-se disponível na forma quelada com citrato, é absorvido muito rápido, quase completamente, ingerido junto com os alimentos (no caso de complementação). Os níveis celulares aumentam rapidamente após a sua ingestão. Sua maior concentração ocorre no cérebro e é excretado pela urina.

a) Sinais de carência

É difícil sua carência, mas as principais são por dietas pobres em boro, com alimentos refinados, que podem gerar deficiência, resultando no retardo do crescimento, fraqueza óssea, predisposições precoces à osteoporose, devido à influência da pouca ação do paratormônio e indiretamente associado ao metabolismo do cálcio/fósforo/magnésio e do colecalciferol.

b) Excesso

Pode causar tonturas, náuseas, vômitos, tremores, desordens cardiovasculares, irritação da pele e da membrana muscular, predisposição à osteopatia idiopática por anomalia do esqueleto humano, predispondo a deficiência da riboflavina, impedindo sua síntese orgânica por interferência em nível enzimático.

c) Fontes

Grãos integrais, todos os cereais integrais em geral, nozes, castanhas, vegetais folhosos e frutas em geral, todas as verduras, todas as frutas, mas as principais são maçãs, pêras e uvas.

Dosagens

Dose recomendada: não estabelecida.

Dose terapêutica: 1,7 a 7mg/dia.

3. Cálcio (Ca)

O cálcio é um mineral essencial para as atividades dos sistemas musculares e neurológicos. Influencia a secreção hormonal e se envolve nas funções de respostas imunoxidantes, para proteção contra micróbios, toxinas e substâncias estranhas; é o mineral mais abundante do organismo; desempenha importantes funções na formação e maturação da estrutura óssea; controla a pressão arterial e previne a osteoporose e a osteomalácea.

Atua na coagulação sangüínea e na transmissão de impulsos nervosos; estimula a contratibilidade do miocárdio, das musculaturas lisas e estriadas, assim como atua na união actina miosina; está presente no sangue, no líquido extracelular e nos organismos intercelulares; em conjunto com o magnésio e a vitamina D, melhora o ritmo cardíaco, tranqüilizando os nervos. O cálcio é um tranqüilizante natural.

O cálcio deve ser ingerido após às 20 horas, para facilitar a biodisponibilidade nos ossos e a vivacidade mental, devido aos hormônios tireoidianos e ao aumento da serotonina, através do triptofano. É necessário para formação dos ossos, dentes e permeabilidade das membranas celulares; atua beneficamente nos sintomas de envelhecimento celular precoce, na artrite, dores nas costas, dores nos ossos, tremores e dores nas mãos, câimbras nas pernas e nos pés, insônia, nervosismo, reumatismo, peso excessivo, problemas da menopausa, tensão e cólicas menstruais.

O cálcio tem uma grande função no metabolismo geral dos minerais e das vitaminas; ele atua como catalizador em certas enzimas; funciona como "gatilho" para outros minerais e vitaminas; desempenha uma função necessária na absorção da vitamina B12, através da parede intestinal que depende do cálcio. Este mineral é muito necessário para o crescimento e desenvolvimento da estatura do indivíduo, desde a fase do desenvolvimento fetal (segundo e terceiro trimestre de gestação), fase da necessidade máxima de cálcio, tanto para o filho como para a mãe, porque ela transmite grande quantidade de cálcio de seu organismo para o feto.

Este mineral é muito importante para o sangue, pois auxilia em várias etapas do processo de coagulação, regula o pH e protege o coração. Os hormônios da paratireóide estimulam a absorção intestinal, a reabsorção pelos rins e a mobilização de cálcio ósseo. Sua absorção ocorre no intestino delgado; apenas 20 a 30% do cálcio consumido são absorvidos; e esta absorção é influenciada por diversos fatores: quantidade adequada de vitamina D, o pH ácido da parte superior do trato gastrintestinal, onde existe maior acidez que na parte terminal e nas enzimas pancreáticas.

Um dos fatores que afetam a absorção do cálcio é hipocloridria (baixo nível de ácido clorídrico no suco gástrico), que prejudica a absorção devido à capacidade de ionização deste. A pouca exposição à luz solar pode prejudicar pela falta de vitamina D. O uso excessivo de alimentos industrializados, por sua vez, fornece alto nível de fósforo, o que prejudica a absorção do cálcio. Entre outros fatores, o excesso de gorduras pode ocasionar a formação de compostos graxos emulsionados com o cálcio, tornando-os insolúveis, sendo depois eliminados pelas fezes.

Os refrigerantes que utilizam ácido fosfórico como conservantes levam à perda de cálcio por combinação direta com este, removendo-o do organismo. A cafeína em excesso aumenta a excreção de cálcio urinário. O fósforo em excesso, ingerido pelos alimentos, dificulta a absorção do cálcio e, quando o nível de cálcio baixa, o organismo vale-se do cálcio depositado nos ossos, através da regulação hormonal desempenhada pelo paratormônio (PTH) para manter os níveis estáveis. Este hormônio aciona a retirada de cálcio ósseo, trazendo-o para a corrente sangüínea.

O mecanismo que aciona a retirada de cálcio ósseo gera um aumento do cálcio iônico plasmático e aumenta a concentração no tecido capilar. Quando o cálcio sai dos ossos, ele vai para os tecidos moles. Por este motivo, no momento de suplementar o cálcio, temos que ajustar a relação Ca/Mg. A calcificação dos tecidos moles se dá quando baixa o magnésio e aumenta o cálcio. Quando o cálcio baixa e o magnésio aumenta, causa hipotireoidismo, o que pode acontecer também porque o organismo sofre uma redução do nível da vitamina D, ou não tem esta vitamina ou ela não está sendo absorvida.

a) Deficiência

Sua deficiência pode causar palpitação, insônia, câimbras musculares, hipertensão arterial, hipoparatireoidismo, nervosismo, dormência nos membros inferiores e superiores, cárie dentária, osteoporose, osteomalácea, doenças renais, unhas escamosas e quebradiças, raquitismo, depressão, ansiedade, problemas cardíacos, constipação intestinal em decorrência do espasmo da musculatura lisa que forma o sistema digestivo, estresse, diarréia, taquicardia, eczemas, hipercolesterolemia, artrite reumatóide, doenças periodontais, descalcificação, desmineralização, osteomalácea, osteoporose, fraturas ósseas e espasmofilia.

b) Excesso

A administração continuada e ilimitada de cálcio, junto com a vitamina D, pode levar à hipercalcemia.

c) Fontes

Leite e todos os seus derivados (tais como todos os queijos e leite condensado), melado de cana, mel de abelha, fígado bovino, rim de porco, gema de ovo, peixes enlatados com parte óssea, sardinha em lata, salmão, siri, ostra, camarão, avelã, amêndoas, levedo de cerveja, nozes, ameixa seca, alga kelps, frutas passas, gergelim, linhaça, tofu, germe de trigo, flocos de cereais, soja, aveia, lentilha, quiabo, algas marinhas, brotos de alfafa, feijão, feijão verde, milho, tomate, acelga, agrião, couve, espinafre, couve-flor, repolho, brócolis, aspargo, alface, cebola, abacate, abacaxi, banana, coco, groselha, figo, limão, ameixas, pêssego e salsa.

Dosagens

Dose recomendada: 800 a 1200mg/dia.

Dose terapêutica: 50 a 300mg/dia (cálcio quelado). Ascorbato de cálcio: até 1000mg.

4. Cloro (Cl)

O cloro é um nutriente essencial ao homem. É muito difícil apresentarmos deficiência deste mineral, pelo fato de consumirmos água clorada diariamente; ele está amplamente distribuído no organismo sob a forma de cloreto. Sua maior função no organismo é a formação de ácido no suco digestivo; ele age com o sódio e o potássio na manutenção do equilíbrio dos líquidos corporais; é essencial na pressão osmótica; mantém a acidez normal no estômago. Existe uma quantidade relativamente pequena no suco pancreático alcalino.

Está presente em quase todos os tipos de água natural, mas no corpo está principalmente em forma de cloreto de sódio (sal de cozinha) e secundariamente como cloreto de potássio. Assim, as fontes dos alimentos são geralmente a mesma fonte de sódio, pois o sal de cozinha não é nada sem o conjunto dos dois. O cloreto auxilia a manter o equilíbrio de todos os fluídos corporais e, neste caso, ele precisa do sulfato e do fosfato; ele mantém a elasticidade flexionando de maneira positiva os tendões e as articulações; é necessário no transporte dos hormônios através do organismo; auxilia o fígado na filtração de produtos tóxicos e residuais.

a) Absorção

É absorvido através dos intestinos; sua maior concentração no organismo é no fluído cerebroespinhal ou liquor e nas secreções do trato gastrintestinal.

b) Excreção

É excretado pela urina e pela transpiração, podendo-se perder também em caso de vômitos e diarréias graves.

c) Sinais de carência

Sua deficiência pode causar contração muscular deficiente, má digestão, perda de dentes e de cabelos.

d) Excesso

Poderá causar colite em alguns casos se a água tiver alto nível de cloro, assim como urticária e asma por alergia ao cloro. Na água potável o cloro deve ser de 0,2mg/litro de cloro residual livre.

e) Fontes

Carnes em geral, peixes, salmão, frutos do mar (como ostra, camarão etc.), batata, cebola, água de coco, queijo, leite e seus derivados, soro do leite, ovo, trigo integral, alface, cenoura, tomate, aspargo, repolho, banana, abacaxi, uva, laranja, limão, sal de cozinha e todas as plantas que contém cloro na forma de cloreto de sódio.

5. Cobalto (Co)

O cobalto é considerado um ionte mineral essencial; é um metal dúctil, cinzento, avermelhado e duro, usado em ligas; é um componente da vitamina B12. Tanto o cobalto como a vitamina B12 vão sempre juntos e praticamente se fundem em um só termo, resultando em um só elemento, que é a cianocobalamina. A falta deste elemento poderá acarretar anemia; ele efetua a utilização mais completa do ferro na síntese da hemoglobina nas hemácias, curando anemias.

O cobalto é compatível com a vitamina B12, com o cobre, com o ferro e com o zinco. No caso de anemia, a quantidade de hemácias é menor que a média normal, por isso o cobalto capta o ferro disponível no organismo para forçar uma produção necessária de hemácias. Quando a anemia é causada por microorganismo no sangue (septicemia) ou pelo produto de seus respectivos metabólitos, a policitemia induzida pelo cobalto melhora a absorção do ferro, auxiliando na síntese de hemoglobina.

Também é um poderoso recurso no combate da anemia hipocrômica, que possui escassa concentração de hemoglobina. O cobalto atua na hipertensão arterial, no sistema nervoso central (SNC), no sistema nervoso periférico (SNP), na síndrome neuro-vegetativa, arterites dos membros inferiores, espasmos dos vasos oculares, perturbações distônicas, perturbações hepato-biliares, bloqueio digestivo, aerofagia, soluços, palpitações, angústia, hipoglicemia em caso de anemia, enxaquecas, cansaço, desordens digestivas e problemas neuromusculares.

Em animais tem sido verificada a produção de policitemia (excesso de hemácias no sangue) pela alimentação, pois as fontes mais importantes de cobalto são de origem animal. Doses maiores de sais solúveis são eméticas, devido a um efeito irritativo local. O isótopo radiativo de cobalto é utilizado na radiação no tratamento de câncer. O indivíduo necessita apenas de 0,02mg/dia de cobalto para permanecer com o corpo saudável. Como o cobalto inorgânico pode ser letal, não existe suplemento constituído apenas de cobalto; ele faz parte de suplementos minerais múltiplos e é assimilado em quantidades ínfimas.

Obs.: Só devemos utilizar fontes naturais, como os alimentos que compõe este mineral. Apesar de normalmente encontrado em quantidades mínimas, está basicamente relacionado com a ativação de certas funções enzimáticas no organismo.

a) Absorção

Quando absorvido, é armazenado no plasma, nas hemácias e um pouco no fígado, nos rins, no pâncreas e no baço.

b) Sinais de carência

Pode causar retardo no crescimento, cansaço fácil; os vegetarianos podem sofrer deficiência de cobalto e de vitamina B12, resultando em anemia de vários tipos, como também distonia muscular em crianças e desordens digestivas.

c) Excesso

É muito difícil ocorrer excesso, mas se isso acontecer em nível tóxico, pode ocorrer superprodução de glóbulos vermelhos e hiperplasia da medula óssea.

d) Toxidade

A base de cloreto de cobalto acima de 150mg já é tóxica.

e) Fontes

Carnes em geral, fígado, rim, peixes de água salgada, ostra, mexilhões, farinha de trigo integral, todos os cereais, trigo sarraceno, leite e todos os seus derivados, algas, nozes, abricó, figo, pêra, feijão, morango, ervilha, folhas de beterraba, repolho, agrião, alfafa, cravo e todos os vegetais aquáticos – pois estes contêm grande quantidade de cobalto.

Dosagens

Dose recomendada: não estabelecida.

Dose terapêutica: não é necessária a complementação, por estar junto com a vitamina B12.

6. Cobre (Cu)

O cobre é um co-fator de sistema enzimático, síntese de hemoglobina; é considerado um oligoelemento essencial para o indivíduo; sua maior importância deve-se à sua presença em quase todos os organismos animais e vegetais; encontra-se em várias enzimas, sendo que a mais importante é a "superoxido dismutase citoplasmática". As enzimas do cobre agem no metabolismo do oxigênio dos radicais livres (RL), tendo assim ação antiinflamatória suave. Também funciona nas conversões de alguns aminoácidos.

É importante catalizador na forma da hemoglobina portadora de oxigênio; participa da oxidação orgânica da vitamina C. Processo necessário para que esta vitamina possa formar a elastina, tem participação direta na produção do colágeno e do ácido ribonucléico (RNA). É necessário também para a formação da mielina nas fibras nervosas; participa na produção de hemoglobina e hemácias para que o ferro seja absorvido; ajuda na síntese de neurotransmissores, como a noradrenalina, uma molécula importante no sistema nervoso, assim como no sistema vascular, na formação da melanina e sensibilidade gustativa.

O aspirinato (salicilato) de cobre é uma forma de aspirina que alivia a dor e reduz a inflamação; é ótimo na artrite reumatóide; ele é absorvido através da pele e é quelado em outro composto, capaz de exercer ação antiinflamatória em geral. A absorção e mobilização do colágeno através do cobre resulta na cor da pele, do cabelo e dos processos mentais e estados emocionais. O organismo do adulto possui aproximadamente 125mg de cobre e o fígado, por via biliar, excreta o excesso. É o fígado que retém maior quantidade deste mineral, depois é a medula óssea e o cérebro, e outros tecidos em menores quantidades.

O fígado do recém-nascido retém sete vezes mais cobre que o do adulto. É necessário que entre os cinco e os quinze anos se baixe a taxa ao nível da taxa do adulto. O cobre é um estimulante cerebral, cujo excesso pode desencadear a hiperquinésia infantil. Sem efeito secundário, o cobre pode substituir os antibióticos para combater infecções virais ou bacterianas; ele é antiinfeccioso, antiinflamatório e antianêmico; regula a hipófise e as glândulas genitais e protege contra as toxinas microbianas; fortalece as células sãs contra as células cancerosas. Ele só é contra-indicado em pessoas com doença de Wilson.

a) Absorção

Para sua absorção, há necessidade de meio ácido, iniciando-se no estômago até alcançar a parte superior do intestino delgado (duodeno). Os principais órgãos de armazenamento são o fígado e a medula óssea; em menor quantidade é armazenado no cérebro, rins, coração, ossos e músculos, sendo incorporado nas proteínas que contém cobre em suas moléculas. O fígado é o principal órgão de excreção; o cobre é eliminado pela bile e fezes e em pequena quantidade na urina.

b) Sinais de carência

Leucopenia (baixa contagem leucocitária), síndrome celíaca, hipocupremia, má nutrição protéica calórica (*Kwashiokor*), hipoproteinemia; reduz a resistência às infecções; causa anemia, perda da cor dos cabelos e da pele; produz ruptura nos vasos sangüíneos; causa problemas respiratórios, colesterol elevado, diarréias em crianças; pode apresentar quadros de enfisema, perda da elasticidade dos tecidos respiratórios, osteoporose, artrite reumatóide, enfraquecimento generalizado e feridas cutâneas.

c) Excesso

Doença de Wilson, doença genética muito rara que ocorre devido a um desequilíbrio no metabolismo do cobre. Pode ocorrer depressão, irritabilidade, nervosismo, dores nas juntas e nos músculos, mas em caso muito raro, quase impossível, uma vez que apenas 3% do cobre ingerido é absorvido.

d) Fontes

Carne de gado e de carneiro, fígado, bacalhau, salmão, frutos do mar, marisco, ovos, castanha-do-pará, amêndoas, nozes, melado, farinha de trigo integral, farinha de centeio, leguminosas, brócolis, milho, beterraba, alho, rabanete, aveia, trigo em grão, cogumelo, ameixas, groselha, laranja, fava, ervilha, dente-de-leão, chocolate amargo.

Dosagens

Dose recomendada: 3mg/dia.

Dose terapêutica: 200mcg a 1,5mg/dia.

7. Cromo (Cr)

O cromo é um co-fator da insulina e essencial para a ação das enzimas relacionadas com o metabolismo, que fornecem energia a partir da glicose; auxilia no transporte de glicose para as células, retirando o excesso da circulação; relaciona-se à síntese de proteínas, ligando-se ao RNA; é um mineral necessário para a síntese de gorduras; é importante no metabolismo do colesterol; potencializa a função da insulina, atuando como co-fator para a ação da glicose do organismo. O cromo é difícil de ser assimilado, pois ele retém apenas 3% do total ingerido pelos alimentos.

O nível de absorção do cromo nos tecidos diminui com a idade e seu baixo nível pode desencadear a *diabetes melitus*. Quando fornecido sob forma de um composto de sais inorgânicos, apenas 0,5% da dose é absorvida pelo sistema gastrintestinal. Portanto, o cromo natural é mais facilmente assimilável transportado no sangue em combinação com a transferina e distribuído aos tecidos. Na gravidez, deve-se aumentar os alimentos que contêm alta taxa deste mineral.

O cromo picolinato, ácido picolínico, facilita a utilização da glicose no músculo, ajuda no tratamento do diabético, usando junto com a vitamina B3 a niacina; forma a gordura marrom; reduz o colesterol LDL e a incidência de arterosclerose; aumenta a taxa de HDL, reduzindo o risco de infarto do miocárdio ou outras doenças coronarianas e arteriais. É armazenado no baço, rins e testículos e em menores quantidades em outros órgãos. O cromo endógeno é excretado na urina e o cromo exógeno é excretado pelas fezes.

a) Sinais de deficiência

Enfermidades cardiovasculares, diabetes, intolerância à glicose provocada pelo alto consumo de farináceos e açúcares refinados (caso use diariamente), desmaio, tonturas, depressão, irritabilidade, nervosismo, fadiga, reações psicóticas sem motivo aparente, fraqueza do corpo, hipoglicemia e hiperglicemia. A gordura em demasia pode inibir a absorção do cromo e a síntese da serotonina poderá ser diminuída pela carência.

b) Fontes

Sua maior concentração está nos grãos integrais, na cana-de-açúcar, no levedo de cerveja e na água pura proveniente de poço ou de nascentes. Alimentos que contêm cromo biologicamente ativo são: pimenta preta, fígado, germe de trigo, melado e levedo de cerveja, dos quais o cromo absorve uma taxa de 10 a 25%, vindo a seguir: o cominho, fígado bovino, batata, banana, cogumelo, maçã, açúcar mascavo, cenoura, alface, espinafre, milho, leite e seus derivados, óleo de milho, queijos e leguminosas secas.

Dosagens

Dose recomendada: 0,05 a 0,2mcg/dia.

Dose terapêutica: 50 a 200mcg/dia.

8. Enxofre (S)

O enxofre é um macroelemento essencial, é antibiótico natural, é desintoxicante, antioxidante e radioprotetor; limita e desativa isótopos radiativos, especialmente o cobalto-60 e metais pesados tóxicos como cádmio, chumbo e mercúrio. Grande parte do enxofre humano está nos aminoácidos metionina e cisteína e em duas vitaminas do complexo B, a tiamina e a biotina; ele atua desintoxicando o fígado e os rins. Este mineral faz parte da insulina relacionada ao metabolismo dos carboidratos; entra na composição da heparina, que ajuda a manter a fluidez do sangue (anticoagulante), intervindo como constituinte da glutationa no mecanismo de oxidação celular.

Os tecidos não podem ser formados sem o enxofre; ele constitui uma boa percentagem das cartilagens do organismo, sendo vital para a síntese do colágeno, uma proteína fibrosa dos tecidos conjuntivos com a pele, ossos, ligamentos e cartilagens; é um ótimo elemento na cicatrização, agindo como antibiótico; faz parte de todas as células, principalmente do cabelo, que contém 4 a 5% de todo o enxofre do organismo. Quando os cabelos e as unhas ficam quebradiços, é sinal de deficiência deste mineral. Este elemento tem função plástica, pois concorre para a reparação dos tecidos em construção de outros.

O enxofre, sob a forma de sulfato de condroitina, está relacionado com a formação das cartilagens e com a combinação entre a água e as substâncias do organismo; ele também participa do processo de oxigenação dos tecidos. Sendo de natureza ácida, relaciona-se com equilíbrio ácido básico do organismo; é encontrado na hemoglobina, no ácido lipóico e em certos pigmentos do tecido nervoso, nas estruturas ósseas, no ácido taurocólico da bile, onde ajuda na remoção das toxinas produzidas pelo metabolismo do organismo. Está presente na mucina (salivar, gástrica e intestinal) como sulfato de mucotina, que lubrifica e protege o trato gastrintestinal contra a acidez.

O enxofre inorgânico é rapidamente absorvido no intestino como tal, indo diretamente para a circulação porta, e o enxofre contido nos aminoácidos metionina e cistina é separado da proteína durante a digestão; ele promove a resistência às bactérias e protege o protoplasma das células. Como no organismo ele se acha combinado com a proteína, a quantidade excretada varia diretamente com a diminuição das proteínas tissulares. O enxofre liberado do metabolismo das proteínas alimentares é convertido em sulfatos inorgânicos. Armazenam-se nos ossos, músculos e cérebro; é excretado pela urina (80%) e o restante pelas unhas, cabelos e bile.

a) Sinais de carência

É difícil ocorrer carência deste mineral, pois ele faz parte de quase todos os alimentos, mas podem existir problemas com a formação das cartilagens, como endurecimento das articulações, causando muita dor, ressecamento dos cabelos, unhas quebradiças que não crescem, problemas da coluna e discos vertebrais, perda da elasticidade, dificuldade de cicatrização dos tecidos em cirurgias e problemas da pele, como dermatites.

b) Excesso ou toxidades

É difícil ocorrer intoxicação pelo enxofre orgânico, isto é, o mineral, que se ingere através do alimento; entretanto, o enxofre inorgânico pode ser letal. Não devemos fazer uso dele sem rigorosa orientação médica, uso que só poderá ocorrer em último caso, ou seja, em circunstâncias especiais. O dióxido de enxofre usado na indústria para fabricar ácidos é altamente tóxico e a inalação deste gás causa sufocamento ou até a morte do indivíduo.

c) Fontes

As maiores fontes são representadas por proteínas (que contêm metionina, cistina e cisteína), carne bovina magra, peixes magros, cavalinha, marisco, ostra, ovos, lentilha, feijão, nozes, amendoim, alho, germe de trigo, cebola, rabanete, couve-de-bruxelas, repolho, couve-flor, soja, aipo, chá de cavalinha e frutas em geral.

Dosagens

Dose recomendada: não estabelecida.

Dose terapêutica: se faz através dos aminoácidos que contém enxofre.

9. Ferro (Fe)

O ferro é o microelemento mais abundante na crosta terrestre, um mineral traço essencial à saúde humana e um dos elementos mais importantes no organismo, componente das hemácias. Sua função básica é ligar o cobre à proteína para formar a hemoglobina. Pode-se ter grande quantidade de ferro e ter hemoglobina baixa, porque o sistema não está funcionando bem. A hemoglobina é considerada uma metaloproteína, que contém HEME em sua molécula. Esta fração HEME é responsável pela cor característica e a capacidade carreadora de oxigênio no sangue.

O ferro participa também da formação da mioglobina, suprindo o oxigênio para os músculos e renovando o dióxido de carbono dos mesmos. O ferro quelado por aminoácidos vai chegar ao estômago e, em presença do ácido clorídrico e da proteína gastroferrina, vai ser absorvido intacto no intestino delgado. Após, é transportado pela transferina ou segue direto para a circulação geral; não entra no sistema linfático; 30% é armazenado dentro das células do fígado, baço, medula óssea e músculos, sob a forma de ferritina e hemossiderina; 5% vai para a mioglobina e os restantes 65% vão para a hemoglobina.

O ferro do organismo tem dupla origem: ferro exógeno, ingerido através dos alimentos, e ferro endógeno, proveniente da destruição das hemácias que liberam o metal e logo o reutilizam. O ferro dos alimentos não é inteiramente aproveitado pelo organismo; depende da forma sob a qual é ingerido, isto é, de sua separação, das condições químicas sob as quais se apresenta. Para sua absorção, precisa ser solúvel, ionizável e ultrafiltrável, que são as formas inorgânicas, como cloreto ferroso, carbonato ferroso e, secundariamente, os sais férricos: ferro reduzido e citrato de ferro amoniacal, que em pequenas proporções são convertidos em ferro ferroso no tubo digestivo.

O organismo sabe reciclar as reservas de ferro, mas em caso de hemorragia, em que há muita perda de sangue, também se perde ferro, e um déficit não compensado pode provocar anemia ferropriva. A diminuição no transporte de oxigênio para os músculos também resulta nesta anemia, havendo diminuição da atividade muscular, já que o oxigênio é necessário para produção de energia. Mesmo sem anemia, pode ocorrer freqüentes casos de fadiga, principalmente em atletas, por falta de ferro e de carnitina no desempenho muscular.

O ferro é necessário para a síntese do colágeno, que dá resistência às doenças, e para o tratamento de anemia. Mas a anemia não é uma doença. Ela é um sinal da presença de um processo que poderá causar a doença, que pode ser eliminada com alimentação equilibrada em quantidade e qualidade de alimentos que contenham não só ferro mas os nutrientes essenciais. Mas o ferro em exagero também é prejudicial, porque aumenta a ferritina. Então, para diminuir o excesso, deve-se reduzir as verduras ricas em ferro, tomar chimarrão ou comer mamão papaia logo após ingerir muita carne.

O ferro é encontrado em todas as células. Funciona na cadeia respiratória, na transferência de elétrons, através da oxidação e redução do ferro. Facilita, com isso, a absorção e também faz parte de várias enzimas, como a citocromo-oxidase, peroxidase, catalase e superóxido dismutase, inibindo a formação de radicais livres pelo processo de oxiredução nas células. Ele trabalha junto com as enzimas e os outros nutrientes. O ferro da proteína animal pode ser absorvido de 10 a 30%, o da fração HEME é bem absorvido e sua disponibilidade é influenciada pelos elementos da dieta. O ferro dos vegetais é absorvido de 2 a 10% em função de seu conteúdo em fibras.

a) Sinais de carência

A falta de ferro, muitas vezes, causa anemia, por falta de alimentação adequada e hábitos alimentares errados, ou seja, as pessoas comem muito bem e nutrem-se muito mal. Na criança pode causar, além da anemia, a desvantagem no desenvolvimento, envolvendo todo o aparelho cognitivo psicomotor, podendo comprometer a aprendizagem, haver deficiência e alteração na resposta imunológica da criança e perda de apetite, depressão, fadiga generalizada, desânimo, exaustão, dor de cabeça, respiração deficiente, tontura, anorexia, palidez da pele, sensibilidade óssea, constipação, distúrbios digestivos, hiperatividade, irritabilidade, apatia, fissuras e sulcos na língua.

b) Excesso

Pode causar constipação, diarréias, azia, náuseas, câncer, infarto do miocárdio, baixa imunidade, hemosiderose (doença de armazenamento anormal de ferro), artrite e acidente vascular cerebral (AVC).

c) Excreção

A excreção ocorre pelas fezes, urina, transpiração da epiderme, membrana da mucosa e muito pouco pelos leucócitos.

d) Fontes

Carne bovina – de preferência mal-passada – carne de carneiro, de porco, coração, rim, peixes, ostras, sardinha, gema de ovo, nozes, amêndoas, frutas secas, lentilha, fécula de batata, melado, semente de gergelim, aveia, soja, cereais integrais, semente de girassol, folhas de beterraba, folhas de acelga, levedo de cerveja, algas marinhas, pêssego seco, feijão, ervilha verde, aspargo, alfafa, azeitona, cogumelos, cebola, brócolis, alho-poró, espinafre, beterraba, agrião, maçã, abacate, ameixa seca, framboesa, pêra, pêssego, banana, morango, melancia e tâmara.

Obs.: O ferro da gema de ovo, do melado, da banana e da cereja são 100% absorvidos ou aproveitados pelo organismo; no feijão cozido a absorção é de 80%; na carne, de 20%; no agrião e no espinafre é de 68%. O ferro usado como alimento mostra apenas uma absorção de 11% no sangue; pois a hematina, que é uma forma sob a qual o ferro está no sangue, não sofre desintegração pelos sucos gástricos.

Dosagens

Dose recomendada: 15 a 20mg/dia.

Dose terapêutica: ferro glicina até 20mg/dia.

10. Flúor (F)

O flúor é um mineral traço que está presente por toda parte, em pequenas concentrações, mas é considerado um elemento essencial, principalmente para a conservação dos ossos e esmalte dos dentes, impedindo a formação de cáries; previne a osteoporose; atua no metabolismo do cálcio, auxiliando a constituição dos tecidos conjuntivos e esqueléticos. Quando o flúor catalítico é utilizado sob a forma de fluoreto de sódio, a sua ação qualitativa provoca fenômeno específico, que dá proteção em patologias osteoarticulares e reduz o teor de acidez na boca.

O flúor catalítico ou fluoreto é encontrado naturalmente no solo, na água, nas plantas e tecidos animais. No caso dos alimentos fluoretados, não só diminui a freqüência de cáries dentárias, como podem prevenir e tratar a osteoporose; protege contra doenças degenerativas do sistema cardiovascular, calcificação da aorta, válvulas cardíacas, tendões e dos tecidos lisos e envelhecimento precoce. É armazenado em pequenas quantidades no coração, fígado, baço e pulmões; o excesso é excretado pela urina. A vitamina C e o cálcio contrabalançam os efeitos tóxicos do flúor, eliminando-o do organismo pela excreção.

a) Carência

A carência pode levar à formação de cárie, alterações no desenvolvimento ósseo e dentário, aumento do apetite, cálculos renais e biliares, esterelidade, câimbras nos membros inferiores, língua viscosa e escura, propensão a infecções e tumores ósseos.

b) Excesso

O excesso na água pode produzir manchas escuras nos dentes, inibir a enzima fosfatase, que é necessária para a utilização do cálcio. Em grande quantidade, o flúor na forma de fluoreto de sódio torna-se tóxico, com manifestações gástricas, respiratórias e cardíacas.

c) Fontes

A principal fonte é a água potável, à qual é adicionado o fluoreto de sódio, na medida de 1ppm por litro de água, conforme a lei 6050/74 do Ministério da Saúde. Outras fontes são: peixes marinhos, desde que consumidos com os ossos, couve-flor, repolho, cebola, beterraba, agrião, alho, abacate, avelã, aveia, leite de cabra, trigo integral, gema de ovo, queijo roquefort, chá de camomila, losna, salsa, ban-chá e água pura natural.

Dosagens
Dose recomendada: 0,25 a 0,35mcg/dia.
Dose terapêutica: não é necessário complemento.

11. Fósforo (P)

O fósforo é um mineral em abundância no organismo e é tão importante quanto o cálcio, pois faz parte de todas as células do organismo humano, e ambos são dependentes da vitamina D. O fósforo participa de quase todas as reações químicas do indivíduo e é o segundo mineral mais abundante no nosso corpo. Todas as células, todos os fluídos e todas as manobras metabólicas precisam do fósforo. Nos ossos e nos dentes, há concentração de 80% de fósforo; o mineral está relacionado com o desenvolvimento do esqueleto, dos dentes, das funções renais, funções nervosas e características genéticas.

É precursor da colina, que é acetila dentro do organismo, formando a acetilcolina, neurotransmissor cerebral importante para a formação do colesterol HDL. A absorção do fósforo é regulada pela vitamina D, assim como o cálcio com o qual o fósforo se associa para solidificar estruturas ósseas. O fósforo catalítico é um excelente medicamento para todas as manifestações sintomáticas relacionadas com perturbações do metabolismo do cálcio e da paratireóide; e age no equilíbrio ácido-básico do sangue e dos tecidos.

É essencial para a produção das nucleoproteínas DNA e RNA, para o metabolismo dos ácidos e dos fosfolipídios, como no caso da lecitina. Estes fosfolipídios constituem a membrana celular – principalmente dos tecidos nervosos –, constituem a mielina das fibras nervosas. Faz parte do sistema enzimático, que ativa a oxidação dos carboidratos importantes para a produção de energia no organismo; é antiespasmódico e diurético. Junto com o cálcio e o magnésio, é indicado como tônico e regulador cardiovascular e circulatório.

Este mineral favorece a transmissão das mensagens nervosas. O cálcio normaliza os sinais enviados pelo sistema nervoso e o fósforo cria um componente do ATP, substância que fornece energia a todo o organismo. São componentes que atuam na osteoporose, conseqüente do metabolismo deficiente da paratireóide, na coqueluche, espasmofilia nervosa ou muscular, distrofia óssea, tetania, espasmo muscular, asma, miastenía, esclerodermia, astenia cerebral e disestesia dos membros inferiores e superiores, mas a proporção de cálcio para fósforo é de 2,5 partes de cálcio para uma parte de fósforo.

A digestão do fósforo necessita de um pH ácido no estômago. A maior parte deste mineral é armazenada nos ossos e nos dentes, junto com o cálcio. O excesso é excretado pela urina, sendo assimilado com facilidade e rapidez pelo intestino delgado e pelo duodeno. Mais da metade do fósforo ingerido consegue ser absorvido, desde que exista disponibilidade de vitamina D e cálcio. Há outros fatores que interferem na absorção do fósforo: motilidade gastrintestinal, excesso de ferro, alumínio e magnésio, excesso de proteína animal, que contém alto teor de ácidos, levando à acidose a maioria dos alimentos processados. O fósforo é mais eficaz quando tomado junto com as vitaminas C, A, D, E, ferro, manganês e cálcio.

a) Sinais de carência

Prejudica o desenvolvimento ósseo e dentário da criança, provocando cárie dentária, piorréia, fadiga física e mental, alterações no sistema respiratório, raquitismo, bronquite e artrite.

b) Fontes

Leite e seus derivados, gema de ovo, sardinha em lata, carnes, peixes, aves, germe de trigo, lentilha, feijão, ervilha, cereais integrais, abóbora, batata, milho, soja, nozes, semente de girassol, agrião, espinafre, levedo de cerveja, uva, maçã, abacate, laranja, limão, ameixa, morango e todos os vegetais folhosos verde-escuros.

Dosagens

Dose recomendada: 800 a 1200mg/dia.

Dose terapêutica: não estabelecida, dificilmente ocorre necessidade.

12. Germânio (Ge)

O germânio é um elemento traço biologicamente ativo, sendo relativamente abundante na crosta terrestre; tem ação antioxidante; funciona ligando-se a moléculas de oxigênio, que são transportadas no organismo para ajudar a melhorar a oxigenação celular, da mesma forma que a hemoglobina; é imunoestimulante, anticancerígeno e antivirótico; atua nas doenças imunológicas, como no tratamento da Aids, do câncer e na síndrome do vírus *Epstein Barr* (um vírus da família do herpes); é uma síndrome crônica, um distúrbio caracterizado por fadiga crônica, que pode ocasionalmente estar associado a reativação do vírus, em pessoa predisposta a tal vírus.

Entre os vegetais mais ricos de germânio, encontra-se a raiz do *ginseng* e a *aloe vera* (babosa), embora este mineral não seja a mais importante substância de cura, pois ainda não há comprovação científica de que o germânio seja indispensável ao organismo humano. No entanto, ele produz a melhora de muitas doenças, como a hipertensão; regula as taxas de colesterol no sangue; estimula o sistema imunológico nas infecções viróticas crônicas, na candidíase, no câncer e na Aids; é um analgésico de ação rápida, melhora a fadiga crônica, as alergias alimentares, artrite reumatóide e gota.

a) Fontes

Raiz do *ginseng*, alho, cebola, tomate, *aloe vera* (babosa), cogumelo, semente e óleo de girassol.

Dosagem
Dose terapêutica: 5 a 10mg de germânio quelado.

13. Iodo (I)

O iodo é um mineral traço muito rico nos oceanos; é encontrado com abundância nos animais e plantas marítimas. No solo e na superfície terrestre, é insignificante sua quantidade. É um elemento que foi extraído pela primeira vez de uma alga marinha marrom chamada *Kelp* e existe como iodeto ou sais iodados. O iodo é parte essencial dos hormônios tireoídeos; dois terços dele encontra-se na glândula tireóide, onde se combina com o aminoácido tirosina para a síntese do hormônio tiroxina e da triiodotirosina, elevando o metabolismo basal e a taxa de oxidação celular. A tireóide é que controla o seu metabolismo, o iodo ajuda na dieta queimando o excesso de gorduras, prevenindo a obesidade e o bócio.

O iodo aumenta a energia no organismo; promove o crescimento adequado na criança; previne o hipotireoidismo, o retardo mental (cretinismo), melhorando a absorção de glicídios e a conversão de caroteno em vitamina A; contribui para dissolver o muco dos tubos respiratórios, na tosse persistente que causa irritação, aliviando as dores dos que sofrem de doença fibrocística; protege o organismo contra os efeitos tóxicos dos materiais radioativos; previne a fadiga crônica, a apatia, protege a pele, os cabelos, os dentes e as unhas secas e alivia os resfriados em pessoas predispostas; contribui para manter a elasticidade das artérias e controla a ansiedade e proeminência dos olhos.

Contribui regulando a fome descontrolada que causa a obesidade; atua no aumento de peso sem razão aparente, causado não por ingestão excessiva de alimentos, mas por falta de iodo, assim como a memória deficiente, a taquicardia e a sudorese. A maior parte ingerida é absorvida no sistema gastrintestinal, no estômago; é absorvida pequena porção na forma de iodo livre ou iodato, 30% concentra-se na tireóide, através da circulação, uma parte vai para os rins e o restante vai para as hemácias e fluidos extracelulares. É armazenado em pequenas quantidades nas glândulas salivares, no estômago, no intestino delgado, pele e cabelos. Pode ser eliminado pelos rins, fezes, urina e transpiração.

O iodo dá proteção ao organismo contra os efeitos tóxicos dos materiais radioativos. No entanto, nunca devemos suplementar este mineral, a não ser sob orientação médica, através de exames que comprovem a sua deficiência, pois altas doses de iodo sem a devida necessidade podem levar o indivíduo a um bloqueio temporário da síntese deste hormônio e produzir hipotireoidismo temporário e hipertrofia da glândula tireóide, pela administração de doses farmacológicas.

Temos que utilizar o iodo dos alimentos para prevenir ou auxiliar na cura das doenças. Mas vai uma outra observação: alimentos muito ricos em iodo devem ser ingeridos duas a três vezes na semana, porque se usados diariamente provocam o aumento das taxas de iodo nas células. Estes alimentos são os peixes, principalmente de água salgada, todos os frutos do mar, algas kelp, brócolis, couve-de-bruxelas, couve-flor, sal iodado, mas não existe intoxicação por iodo ingerido através dos alimentos.

a) Sinais de carência

Sua deficiência é a principal causa do hipotireoidismo, hipertrofia da glândula tireóide, que poderá causar retardo mental irreversível na criança (cretinismo) e baixa estatura, retardo no metabolismo basal, com sintomas de apatia, lentidão, fadiga, unhas secas e quebradiças, pele e cabelos secos, intolerância ao resfriado, ganho de peso, aumento da tireóide (bócio), problemas nos hormônios femininos e cistos cancerígenos nas mamas.

b) Excesso

Altas doses podem agravar ou precipitar a acne, aumentar a intensidade do metabolismo basal, bloquear a síntese da tiroxina e a atividade tireoidiana; não existe intoxicação dietética.

c) Fontes

Algas kelp, frutos do mar, algas marinhas (como a espirulina e o *fucus*), todas as algas, sal marinho, peixes (como lagosta, molusco, ostra, camarão), alimentos crucíferos e produzidos próximos ao mar, repolho, couve-de-bruxelas, couve-flor, agrião, acelga, alface, couve, cebola, cogumelo, espinafre, tomate, maçã, pêra, morango, semente de girassol, germe de trigo e alcachofra. O sal para consumo humano deverá ser 10mg de iodo metalóide por 1 quilograma do produto (conforme Lei 6150 de 03/12/74).

Dosagens

Dose recomendada: 40 a 150mcg/dia.

Dose terapêutica: suplementar com algas marinha.

14. Magnésio (Mg)

O magnésio é um mineral essencial à vida humana; é um dos mais importantes elementos dentro do organismo; desempenha um papel importante para o crescimento e desenvolvimento do indivíduo; é importante ao equilíbrio entre o cálcio e o fósforo. Cerca de 50 a 60% estão combinados com estes minerais na estrutura óssea e o restante vai para as outras células, sempre constando para o equilíbrio metabólico uma parte de magnésio para duas partes de cálcio. Os dois trabalham na regulação dos batimentos cardíacos e nas contrações dos músculos, mantendo o ritmo normal das pulsações cardíacas e dando alívio à indigestão; ajuda evitar depósito de cálcio e a formação de cálculos nos rins e na vesícula.

É indispensável para o bom funcionamento do metabolismo do cálcio, fósforo, potássio, sódio e vitamina C. É importante para converter o açúcar do sangue em energia; é responsável pela resistência óssea e pelos dentes, importante para os músculos e nervos e para o sistema nervoso central (SNC); combate o estresse, a tensão nervosa e a depressão; possui propriedades sedativas sobre a mente e, junto com o cálcio, funciona como tranqüilizante natural; relaxa naturalmente, sendo considerado o mineral do esgotamento; previne ataques cardíacos; inibe arritmias cardíacas, que podem ser desencadeadas pelas catecolaminas.

Quando o magnésio encontra-se baixo, é quase certo um infarto do miocárdio, porque as energias para controle das fibras musculares vêm da mitocôndria e quem faz isso é o magnésio. O cálcio ajuda também na contração, sendo este o motivo de se ter que usar os dois juntos, pois necessitamos de equilíbrio (quando o cálcio acelera, o magnésio relaxa). Não se usa magnésio após as refeições, porque ele neutraliza a acidez gástrica. O baixo nível de magnésio é responsável pela depleção do potássio. Quando ministramos magnésio, temos que dar vitamina B6, C e D. A ação deste mineral atua no nível de neurotransmissor geral; exemplo: mitocondria-cérebro-musculatura geral.

Todo o músculo tem a ver com o magnésio, pois ele, junto com o cálcio, é ativador de toda a musculatura de nosso corpo. É essencial para o funcionamento correto do sistema endócrino, das glândulas, do equilíbrio ácido básico; participa da transmissão das mensagens do cérebro para os músculos; é responsável pelo fluxo de energia, pois as mitocôndrias - que são os receptores energéticos no citoplasma das células - não funcionam sem a presença do magnésio.

O magnésio catalisa a utilização dos carboidratos, dos lipídios e das proteínas. Também age como termostato orgânico, controlando a temperatura do corpo. Uma das funções muito importantes do magnésio é prevenir e ajudar a eliminar os cálculos renais, ajudando no tratamento de várias doenças renais, como a nefrite. A falta da disponibilidade do magnésio impede a síntese da lecitina, que emulsifica as gorduras e o colesterol que se acumulam no organismo.

Obs.: O magnésio é melhor absorvido quando tomado junto com cálcio, fósforo, potássio, vitamina B6, C, D e proteína. O magnésio é absorvido através do intestino delgado, no íleo. Os ossos contêm metade da quantidade total do magnésio do corpo e um pouco está nos espaços intracelulares dos tecidos moles; grande quantidade é armazenada nos rins, no cérebro e na medula espinhal. O excesso é excretado pelas fezes e pela urina.

a) Sinais de carência

Insônia, tremores, perda de apetite, enjôo, vômitos, contração muscular, diarréia, confusão, perda da coordenação motora, ocasionalmente convulsões fatais, retardo no crescimento, hipercalcemia, desorientação da memória, palpitações, arritmia cardíaca, taquicardia, aumento do colesterol, enurese noturna, hipertensão arterial e gases abdominais. Fatores que prejudicam a absorção: consumo em excesso de leite, ácido fítico, alcoolismo crônico, excesso de açúcar refinado, diuréticos, antibióticos como tetraciclina, raios-X, doenças renais e distúrbios na glândula paratireóide.

b) Excesso

Pode causar tremores musculares, confusão mental, tonturas, nervosismo e espasmos musculares interferem com dois elementos muito importantes: a acetilcolina e o potássio.

c) Fontes

Carnes, peixes, aves, ovos, camarão, leite e derivados, nozes, cereais integrais, aveia, germe de trigo, milho amarelo, amêndoa, mel, caqui, pêra, maçã, ameixa, pêssego, lima, limão, laranja, uva, banana, aspargo, couve, cenoura, beterraba (raiz e folhas), repolho, couve-flor, pepino, salsa, feijão, lentilha e todos os vegetais folhosos.

Dosagens

Dose recomendada: 300 a 450mg/dia.

Dose terapêutica: 50 a 200mg quelado; na forma de ascorbato, até 400mg.

15. Manganês (Mn)

O manganês é um microelemento, um potente mineral antioxidante, muito importante em vários sistemas enzimáticos, constituído por uma parte da enzima arginase – relacionada com a formação da uréia, ajuda ativar as enzimas necessárias para que o organismo use devidamente a biotina, a vitamina B1 e a vitamina C. É utilizado na produção de energia; é necessário para o crescimento corporal, na reprodução e formação de ossos normais. Um dos principais papéis do manganês é o de antioxidante, que protege o indivíduo das formas tóxicas de oxigênio. Sua maior concentração está nas células ósseas, hipófise, fígado, pâncreas e tecidos gastrintestinais.

Exerce um papel importante na ativação da protrombina, na presença da vitamina K e normaliza a glicose no sangue. Funciona como catalizador na síntese dos mucopolissacarídeos das cartilagens; é importante na nutrição de plantas e animais, assim como na alimentação humana. Estudos realizados com manganês radioativo (Mn-56) mostraram que ele é ativo nos locais que possuem células mitocondriais, nas quais os sintomas enzimáticos atuam. No metabolismo humano ele pode ser participante em coenzima na formação de uréia e pode auxiliar na prevenção da toxidade da amônia. É absorvido lenta e pobremente no intestino delgado, e sua absorção aumenta na presença da lecitina e colina e diminui com excesso de cálcio, fósforo, ferro e cobalto.

O manganês atua em várias reações de conversões, como na oxidação da glicose no metabolismo dos lipídios, ativando a lipoproteína-lipase e atuando como co-fator na síntese de ácidos graxos de cadeia longa. É importante para o funcionamento normal do cabelo; é eficaz no tratamento da esquizofrenia e na falta de memória; ajuda a eliminar a fadiga; reduz a irritação nervosa; os reflexos musculares deficientes; é importante para a reprodução e para o funcionamento normal do sistema nervoso central (SNC) e demais doenças dos nervos e no Mal de Parkinson; participa na síntese da dopamina, um neurotransmissor; é útil na anemia ferropriva e utilização da vitamina B1 (tiamina).

O manganês está presente como componente enzimático no superóxido mitocondrial, no piruvato carboxilase e prolidase intestinal. Age como co-fator para ativar diferentes enzimas, incluindo a glicosiltransferase, mucopolissacarídeo polimerase e acetil-CoA, exercendo papel valioso na produção da cartilagem, ossos e colesterol; é necessário no tratamento da osteoartrite, doença degenerativa das articulações, caracterizada pela perda da cartilagem, como anormalidade no esqueleto, na hipertrofia dos ossos. O manganês auxilia na sua reparação; auxilia na infertilidade humana, pois este mineral age como precursor dos esteróides.

a) Sinais de carência

Sintomas a serem pesquisados: desordens psíquicas, diminuição da atividade mental, perda da memória, desordens neurológicas, deficiência de ferro, diminuição do apetite, interferência da tiamina, necessidade de aumento do ácido ascórbico e cobre, expressão facial de máscara, voz monótona, marcha espástica, má formação congênita, ossos e cartilagens anormais, crescimento retardado, dificuldade reprodutiva, emagrecimento, dermatite, náuseas, mudança de cor nos cabelos.

b) Excesso ou toxidade

A toxidade é muito baixa, porém utilizando doses muito altas, ou quando é inalado, o pó do manganês se acumula no fígado e ocasiona o fenômeno extrapiramidais, semelhante à doença de Parkinson.

c) Fontes

As mais importantes são grãos integrais e nozes, porém, em quantidades moderadas, podemos encontrar nas frutas e nas folhas verdes, nas folhas de beterraba, legumes, algas, gema de ovo, café solúvel, chá, cevada, aveia, ervilha, feijão, nabo, castanhas, milho, alho, abacate e demais frutas. Mas isso também depende principalmente da taxa de manganês encontrada no solo, onde esses alimentos estão sendo produzidos. Quanto mais alcalino for o solo, menor quantidade de manganês existe no alimento. É o caso de muitas vezes precisar de suplementação, isto é, em casos extremos. Quem come muita carne ou toma muito leite deve aumentar o consumo de alimentos ricos em manganês.

Dosagens
Dose recomendada: não estabelecida.
Dose terapêutica: 1 a 5mg/dia.

16. Molibdênio (Mo)

O molibdênio é um microelemento antioxidante, encontrado em teor muito pequeno no organismo humano e em forma limitada como co-fator essencial de enzimas envolvidas em reações de oxidação e redução, e é encontrado na metaloenzima; é necessário para manter a atividade de diferentes enzimas. É um componente chave de três enzimas importantes do nosso corpo: a xantina-oxidase, que participa na produção do ácido úrico; a aldeído-oxidase do fígado, que é uma flavoproteína que catalisa a detoxicação de purinas; a sulfito-oxidase, que transforma o sulfito em sulfato. Estas enzimas estão envolvidas na oxidação lipídica e auxiliam no metabolismo de carboidratos de gorduras e das purinas.

O molibdênio é importante para o metabolismo da metionina e da cistina e também catalisa a conversão do ferro férrico em ferro ferroso. Um adulto armazena em média 9mg de molibdênio concentrado no fígado, rim, glândula adrenal, osso e pele. O molibdênio e o cobre competem pelos mesmos sítios enzimáticos. A ingestão de cobre em excesso aumenta a excreção de molibdênio. Este mineral é encontrado nas plantas, mas é muito pobre no solo e a maior incidência de câncer de esôfago surge pela sua deficiência.

O molibdênio desempenha papel importante na utilização do ferro na prevenção da anemia ferropriva. Ele pode reduzir a produção ou inibir as nitrosaminas, conhecidas como causadoras de câncer de cólon. Este mineral aumenta tanto a absorção quanto a excreção de fósforo e diminui o acúmulo de cobre no fígado de 30 a 80% da ingestão através dos alimentos; é absorvido no trato gastrintestinal com muita facilidade e é excretado pela urina e bile; é armazenado no fígado, rins, baço, pulmões, adrenais e músculos.

a) Sinais de carência

Aumento da metionina plasmática, hipo-uricemia severa, taquicardia, náuseas, vômitos, letargia, taquipnéia, cefaléia, coma, impotência sexual, depleção da enzima sulfito-oxidase, que catalisa a detoxicação do dióxido de enxofre e do sulfito em sulfatos.

b) Excesso

Pode causar deficiência de cobre (pois os dois minerais são antagônicos), hiperuricemia, gota, perda de peso, diarréia, anorexia, diminuição no crescimento, aumento do ácido úrico e problemas visuais.

c) Fontes

As mais importantes são as carnes de todas as espécies, fígado, rim, grãos integrais, legumes, leite e todos os derivados, vegetais folhosos verde-escuros, ervilha, lentilha, leguminosas, levedo de cerveja e água dura.

Dosagens

Dose recomendada: 15 a 250mcg/dia.

Dose terapêutica: 100 a 500mcg/dia.

17. Potássio (K)

O potássio é um macroelemento. Como complemento mineral, é um dos maiores componentes dentro das células, sendo o cátion predominante intracelular, estando em equilíbrio nas células com os íons cloro e bicarbonato e nas hemácias com as proteínas; catalisa o metabolismo energético e dos glicídios, assim como no armazenamento do glicogênio e das proteínas. Possui efeito protetor a pessoas com risco de AVC, diminui e controla a hipertensão; circula no sangue e no plasma, sendo encontrado primeiro nas hemácias do indivíduo em quantidade de 0,5 a 0,6 g%. Como complemento mineral, está presente na maioria dos preparados vitamínicos e minerais concentrados.

O potássio é cerca de duas vezes mais abundante que o sódio no organismo, mantendo o equilíbrio energético com o íon sódio, sendo necessária uma pequena quantidade de potássio no líquido extracelular para o metabolismo no músculo. Os sais de potássio são: sulfato, cloreto, óxido e carbonato. No organismo, o potássio é encontrado na forma de gluconato, citrato e fumarato. Juntos, o sódio e o potássio cooperam entre si, regulando o teor de líquidos no organismo, na manutenção do equilíbrio ácido-básico, no ritmo do coração e na contratibilidade do músculo cardíaco. Promove, ainda, a secreção dos hormônios das glândulas endócrinas das funções femininas.

Enquanto o potássio funciona intracelularmente, o sódio funciona de forma extracelular. Quando há desequilíbrio entre os dois, as funções dos nervos e dos músculos ficam prejudicadas. Esses dois minerais mantêm a pressão osmótica dos fluídos corporais, regulando a entrada e saída de líquidos e nutrientes nas células. A tensão, tanto mental como física, pode provocar a deficiência de potássio. Sendo assim, é importante cuidar da alimentação rica nesse mineral. Ele ajuda a raciocinar com clareza, pois, junto com o fósforo, envia oxigênio ao cérebro e une-se ao cálcio para regular as transmissões neuromusculares relacionadas aos movimentos e contrações musculares.

O potássio ionizado concentra-se nas células quando fornece mais força osmótica para manter o volume hídrico necessário no interior das mesmas, sendo a maior parte do potássio celular livre. Sua quantidade no organismo humano corresponde a 3.200 mEq no interior das células. O potássio pode ser considerado um diurético natural; os rins dependem muito dele para captar os resíduos tóxicos que devem ser excretados através da urina. A hipoglicemia pode ser provocada pela perda de potássio, assim como ocorre no jejum prolongado ou na diarréia grave. Promove a conversão da glicose em glicogênio para ser armazenada no fígado ou para alimentar o sistema nervoso.

a) Absorção e excreção

A absorção do potássio ocorre principalmente no intestino delgado, onde é eficaz. A maior parte do potássio é excretada no intestino e reabsorvida. O nível de potássio no corpo é regulado principalmente mediante a excreção, sob o controle do córtex adrenal, e é influenciado pelo equilíbrio ácido-básico. A excreção primeiramente ocorre através dos rins, sendo que os rins dissolvem o potássio menos eficiente que outras substâncias e suas perdas mínimas diárias são verificadas na urina.

b) Funções do potássio

1) É um dos fatores que intervém na regulação osmótica e equilíbrio hídrico do organismo.

2) Sob a forma ionizada, concorre para a manutenção do equilíbrio ácido-básico, sendo sinérgico do sódio, atuando ambos como alcalinos, ao contrário do cloro que age como ácido.

3) O potássio ionizado exerce papel significativo na atividade dos músculos estriados, face sua capacidade de aumentar a excitabilidade da célula e inibi-la quando em elevada concentração.

4) O potássio atua no metabolismo dos glicídios quando a glicose sangüínea sofre conversão em glicogênio para armazenamento com o glicogênio.

5) O potássio interfere na síntese protéica, sendo necessário para o armazenamento de proteínas musculares. No caso da administração de aminoácidos, para proporcionar a resistência das proteínas musculares, deve ser incluída administração de potássio para assegurar a retenção nitrogenada.

6) Participa de três sistemas tampões das hemácias; atua na transmissão nervosa, na tonicidade muscular, na função renal e na concentração muscular cardíaca.

c) Sinais de carência

Pode causar edemas nos tornozelos, hipertensão arterial, taquicardia, parada cardíaca, irritabilidade, cãimbras, hipoglicemia, constipação intestinal, flatulência, perda de tônus muscular, piorréia, fraqueza muscular, perda de reflexo e eczemas nos pés. Mas, apesar da deficiência de potássio dietético ser incomum, pode se desenvolver a hipocalcemia, como resultado de inúmeras e diferentes situações metabólicas, como prolongado desequilíbrio no balanço proteína/nitrogênio, alcalose metabólica, hiperatividade adenocortical ou excesso de uso de hormônio e corticóides, ou uso regular dc certos diuréticos.

d) Excesso

Só em casos extremos a musculatura pode ser afetada, causando irregularidade nos batimentos cardíacos, insuficiência renal e até morte.

e) Fontes

Chocolates, cacau, abacate, frutas secas, todas as verduras, legumes, cereais integrais, melado, nozes, coco, banana, batata, semente de girassol, azeitona verde, melão, tomate, agrião, abóbora, feijão, cogumelos e todas as frutas cítricas.

Dosagens

Dose recomendada: 2000 a 2500mg/dia.
Dose terapêutica: 10 a 50mg/dia.

18. Selênio (Se)

O selênio é um mineral traço essencial que o organismo necessita em pequenas quantidades. Faz parte integrante do ciclo ativo da molécula de glutationaperoxidase, um antioxidante primário que catalisa a oxidação de peróxidos; ativa a enzima T3 T4, hormônio deiodinase, que atua no equilíbrio dos níveis de hormônio da tireóide; previne e reduz o endurecimento dos tecidos; ajuda a manter a elasticidade das artérias e veias, prevenindo-as contra arterosclerose, as doenças coronarianas, doenças cerebrovascular e vascular periférica.

O selênio e a vitamina E trabalham em conjunto como antioxidante do sistema imunológico. O selênio na molécula de glicose oxida-se; ele encontra-se ligado ao aminoácido cistina e possui um papel importante nas cardiopatias, no infarto do miocárdio, hipertensão, doenças musculares, alcoolismo e mucovicidose; protege contra vários tipos de doenças degenerativas das articulações, como artrite, artrose, reumatismo articular, esclerose múltipla, catarata e retinoplastia diabética.

O selênio é capaz de desintoxicar metais pesados, eliminando-os do organismo, como o cádmio, mercúrio, prata e arsênico; atua decompondo o peróxido de hidrogênio, importante no combate aos radicais livres; protege contra enfisema pulmonar - doença crônica e obstrutiva -, cirrose hepática, doença celíaca e anemia hemolítica; elimina a ação do álcool, fumaça de cigarro e gorduras peroxidadas; aumenta a potência masculina e o desejo sexual; é antiinflamatório e anticancerígeno.

Usado junto com a vitamina E, é mais eficaz do que usado em separado, pois os dois são sinérgicos e protegem as membranas celulares; evita a rigidez dos tecidos; auxilia na síntese do DNA e RNA, no desenvolvimento fetal, é preventivo contra o parto prematuro; dá proteção à integridade da pele, das unhas e dos cabelos; é excelente na tensão pré-menstrual; alivia as ondas de calor e perturbações nervosas na menopausa; produz anticorpos; atua na função pancreática; é importante na prevenção do câncer de colo, mama, pâncreas, pulmão e leucemia.

O selênio é absorvido no trato gastrintestinal na forma de seleniometionina (fontes vegetais), seleniocisteína (fontes animais). Nas outras formas, sua absorção depende do estado da flora intestinal. No plasma liga-se a selenioproteína P e às formas glicosiladas da glutationa. Armazena-se em maior quantidade no fígado e rins, e em menor quantidade na pele e pulmões. É excretado através da urina.

a) Sinais de carência

Sua deficiência baixa a força muscular; causa retardo no crescimento, atraso escolar, dificuldade no aprendizado, aumento do colesterol no plasma, infecções repetidas, pelagra infantil, depressão e esquisofrenia; piora a catarata; causa a infertilidade, dores articulares, cirrose hepática e enfisema pulmonar; baixa os níveis de coenzima Q10 nos tecidos. O selênio trabalha junto com as vitaminas, principalmente com a vitamina E, e quando esta está baixa ele também está.

Este mineral é escasso no solo da América do Sul; é muito importante para combater os radicais livres no organismo. Os minerais baixos no organismo dão mais probabilidade de coronariopatias, infarto do miocárdio e doenças cardiovasculares em geral, retinopatia diabética, degeneração muscular, esclerose múltipla, neoplasia, deficiência renal, anemia hemolítica e enfisema pulmonar.

b) Excesso

O excesso altera a absorção de vitamina C; causa distúrbios gastrintestinais, amolecimento dos dentes – devido à competição com o flúor – e dentes descoloridos; causa erupções cutâneas, pele amarelada, artrite crônica, hálito cetônico, palidez, irritabilidade, unhas quebradiças, perda de cabelo, vômitos, diabetes, seborréia, lesões hepáticas e renais e distúrbios gastrintestinais.

c) Fontes

Melhores fontes naturais são: brócolis, cogumelo, couve, aipo, pepino, cebola, rabanete, alho, levedo de cerveja, grãos integrais, peixes, principalmente os de águas profundas e geladas, ovos, germe de trigo, trigo em grão, cevada, milho, arroz integral, todas as carnes, miúdo de galinha, fígado bovino, manteiga, leite e todos os seus derivados, ostra, camarão, salmão, gelatina, vinagre, castanha-do-pará, nozes, melado e suco de laranja.

Dosagens

Dose recomendada: 70mcg/dia.

Dose terapêutica: 10 a 100mcg/dia.

19. Silício (Si)

O silício é um microelemento, um mineral essencial, um agente biológico no metabolismo de cadeia cruzada; contribui para a arquitetura e a elasticidade do tecido conjuntivo, colágeno, elastina e mucopolissacarídeos, necessários para a biossíntese, calcificação óssea e formação de cartilagem. O silício está em toda parte, desde os cristais de quartzo da Nova Era que são feitos de dióxido de silício ao vidro e praias arenosas. O silício é o segundo elemento mais abundante na crosta terrestre depois do oxigênio; é distribuído na natureza e da mesma maneira que o carbono forma moléculas complexas.

O silício é um mineral necessário ao homem para manter as artérias e veias flexíveis; previne as doenças cardiovasculares; é importante na absorção de cálcio e formação óssea, participa na construção dos vasos sangüíneos, do tecido conjuntivo (colágeno), das cartilagens, dos tendões, unhas e cabelos. Seus níveis diminuem com a idade e, portanto, é necessário que o idoso consuma maior quantidade de alimentos com alta taxa deste mineral, pois ele se opõe aos efeitos do alumínio no corpo, sendo muito importante na prevenção do Mal de Alzheimer e osteoporose.

O silício representa 0,05% de nosso peso corporal, um adulto possui em média 30g deste mineral. O boro, o cálcio, o magnésio, o manganês e o potássio favorecem a utilização do silício. A absorção se dá pelo trato gastrintestinal de nove a quatorze gramas do alimento ingerido; a maior parte não sofre absorção, é excretado pelas fezes, e, em certos casos, também pela urina. Nos tecidos, ele está presente como sinalonato – um éster derivado do ácido salicílico.

a) Sinais de deficiência

Através de sua deficiência podemos obter anormalidades ósseas e descartilagens por causas metabólicas; ele perde-se com facilidade no processo de preparação dos alimentos; sua absorção também pode estar afetada pelas fibras, entretanto, é difícil a deficiência se o indivíduo possuir uma boa alimentação balanceada, pois ele é abundante na crosta terrestre, nos vegetais e em todas as plantas.

b) Excesso

Pode tornar-se tóxico se inalado o pó de sílica; pode causar silicose pulmonar, uma doença séria; ele é altamente disponível em alguns antiácidos sob a forma de tricilicato de magnésio, por isso devemos evitar o uso prolongado de antiácidos, pois é uma das causas da formação de cálculos renais. Mas isto é raro acontecer.

c) Fontes

Todos os alimentos possuem silício, mas as melhores fontes são: os grãos integrais, os vegetais, o arroz integral, os frutos do mar, alfafa, alho, cebola, beterraba, soja, pimentão, leite materno e chá de cavalinha. Existe um pó de cavalinha no mercado que é uma concentração aparente de silício, chamada simeticona; é um polímero de silício e oxigênio que ativa os gases intestinais.

Dosagens
Dose recomendada: não estabelecida.
Dose terapêutica: até 5mg de silício quelado.

20. Sódio (Na)

O sódio é um macroelemento, é um íon de carga positiva encontrado no líquido extracelular do organismo humano; o sódio encontra-se em equilíbrio com o íon negativo do cloro, agindo com outros eletrólitos extracelulares para manter a pressão osmótica do sangue, plasma, fluídos intracelulares e a manutenção do equilíbrio hídrico no interior do organismo; na transmissão dos impulsos nervosos, relaxamento muscular e manutenção do equilíbrio ácido-básico. A aldosterona mineralocorticóide secretada pelo córtex adrenal controla a regulação do equilíbrio de sódio.

O sódio está presente no soro, na linfa, no sangue e nos tecidos; 30 a 45% encontra-se nos ossos; ele é importante para a produção do ácido clorídrico no estômago e para transporte de aminoácido no sangue; junto com o potássio, ele é responsável pela contração e expansão dos músculos; envolvendo também os impulsos nervosos. Quando os níveis de sódio sangüíneo se elevam, os receptores da sede no hipotálamo estimulam a sensação de sede, e juntamente com o cloro regulam a osmolaridade, o pH e os volumes dos líquidos corporais.

A regulação e a concentração do íon sódio é controlada principalmente pela regulação da água no corpo. Quando esta concentração fica muito aumentada, são ativados dois mecanismos:

1) a secreção do hormônio antidiurético pela glândula hipófise superior, que atua sobre o rim e o faz reter água.

2º) a estimulação da sede, fazendo com que a pessoa beba grande quantidade de água; com isso dilui o sódio no líquido extracelular, a concentração decresce até o normal, aumentando assim o volume sangüíneo, que, por sua vez, aumenta a pressão arterial, o que provoca a excreção renal no excesso de água, carregando consigo o excesso de sódio que está em demasia.

Através da bomba sódio-potássio, regula a entrada e saída de líquidos e nutrientes nas células. É rapidamente absorvido no intestino e no estômago, e é transportado pelo sangue para os rins, onde é filtrado. Retorna ao sangue nas quantidades necessárias para manter os níveis no organismo. O sódio e o cloro são reabsorvidos no tubo distal, são trocados por potássio e hidrogênio; desse modo, a administração prolongada de aldosterona poderá ser responsável pela instalação de alcalose hipotassêmica.

A secreção de aldosterona está sob a dependência ainda de outros fatores; a diminuição do potássio orgânico, por exemplo, concorre para a menor secreção deste hormônio, em resposta a um déficit de sódio, 90 a 95% de perda normal de sódio é feita através da urina, em associação com o cloro e o fosfato; o restante é perdido pela transpiração e pelas fezes.

a) Sinais de carência

Pode ocorrer carência de cloreto e de sódio quando há sudorese excessiva, ou por insuficiência do córtex adrenal, ou quando há vômitos excessivos, diarréias intensas, queimaduras, cirurgias com perdas acentuadas de sangue, tratamento a longo prazo com diuréticos; pode causar insuficiência cardíaca, problemas renais sérios; dietas muito pobres em sódio causam uma deficiência aguda, em que é observada fraqueza progredindo para convulsão e morte; quando é aguda causa fadiga, anorexia, diarréia, oligúria e hipotensão. A deficiência pode ser por perda excessiva de suor, apresentando câimbras, contrações musculares curtas e involuntárias, anorexia, hipotensão, amnésia, desidratação, acidose, gases intestinais, vômitos, cefaléia, perda do olfato, queda de cabelo e letargia.

b) Excesso

Causa edema, hipertensão, reumatismo, aumento do ácido úrico, baixo nível de potássio, cefaléia, deficiências visuais, tonturas, distúrbios gastrintestinais, problemas hepáticos e renais.

c) Fontes

Além do sal de cozinha (cloreto de sódio), temos os alimentos industrializados e temperos; ele está presente na maioria dos alimentos, geralmente há mais sódio nos alimentos protéicos animais do que nos vegetais; as frutas contém pouco ou nenhum sódio. O ciclamato monossódico e sal marinho contêm 75% de sódio.

Dosagens

Dose recomendada: 2500mg/dia.

Dose terapêutica: só dos alimentos naturais é suficiente para o organismo.

21. Vanádio (V)

O vanádio é um microelemento que desempenha um papel biológico, bioquímico e nutricional nos seres humanos; é um mineral que há poucos anos foi aceito como necessário ao organismo humano; está envolvido com o metabolismo dos lipídios e dos carboidratos, em especial da glicose; é muito baixo o teor deste elemento nos alimentos. Os sais de vanádio são pouco absorvidos pelo trato gastrintestinal humano, e o pouco que é absorvido é rapidamente mobilizado no fígado e lentamente nos ossos.

A absorção dos alimentos atua na regulação das enzimas ATPase, fosfatransferase, fosfohidrolase e adenilatociclase; influencia o metabolismo glicídico e lipídico, exercendo papel semelhante ao da insulina, proporcionando melhor tolerância à glicose; inibe a biossíntese do colesterol, diminuindo a concentração plasmática do colesterol e dos fosfolipídios; circula no plasma sob a forma de complexo transferrina-vanádio ou ferritina-vanádio.

O vanádio é reduzido na presença de ascorbato, *glutation* e NADH, aumentando as taxas de colesterol HDL; aumenta as defesas imunológicas do organismo; auxilia no crescimento e na reprodução; assegura os depósitos necessários de cálcio nos ossos e dentes; é antagonista da vitamina C; estabiliza-se contra a oxidação, formando complexo com a transferrina e a hemoglobina.

a) Sinais de carência

Em animais, como aves, acarreta deficiência; no homem com alimentação rica em gordura saturada e pobre em vanádio pode ser associado a doenças cardiovasculares, renais e capacidade reprodutiva prejudicada; pode provocar maior índice de mortalidade infantil.

b) Excesso

O efeito tóxico é pouco freqüente; só pode haver intoxicação por processos industriais.

c) Fontes

Pimenta-do-reino, semente de endro, peixes, óleos vegetais e azeitona são as fontes mais ricas em vanádio, além das frutas frescas, vegetais, leite e derivados, carne bovina e rabanete.

Dosagens
Dose recomenda: não há necessidade de prescrever.
Dose terapêutica: 1 a 20mcg/dia.

22. Zinco (Zn)

O zinco é um oligoelemento extremamente importante ao ser humano; é um microelemento encontrado no organismo; é um co-fator da enzima carboxipeptidase, que remove o grupo carboxila dos peptídios para produzir aminoácidos. É estabelecido como um dos principais protetores do sistema imunológico e um antagonista de doenças, tendo poder para controlar as degenerações maculares em nível ocular por inibir processos oxidativos de envelhecimento dos olhos, que em muitos casos pode produzir uma cegueira de catarata irreversível.

É integrante das fosfatases alcalinas. Mais de 200 enzimas que são catalisadores biológicos requerem o zinco para manter a sua atividade, incluindo as enzimas que estão comprometidas com a produção de ácidos nucléicos DNA e RNA e das proteínas. Também é importante para manter a estrutura e a função das membranas celulares; ele faz parte da desidrogenase-lática, sendo essencial para a interconversão do ácido pirúvico em ácido lático no processo para a oxidação da glicose.

O zinco combina-se com a insulina imediatamente sob a forma de zinco-insulino, servindo esse composto para armazenamento no pâncreas. O pâncreas do diabético contém cerca da metade do teor normal de zinco. Já os leucócitos podem apresentar grande quantidade de zinco, mas pacientes com leucemia podem apresentar menos de 10% de zinco normal. A concentração dele no sangue é em média 70 a 130mcg/l; entretanto, nas doenças do fígado e na diabetes as concentrações estão aumentadas.

Possui função antioxidante, pois participa como modulador da SOD (superóxido dismutase Cu-Zn) citoplasmática. É fundamental na função imunológica dos linfócitos T e macrófagos. Estabiliza vários complexos hormônio-receptores e tem ação reguladora na polimerização microtubular; é essencial para a função da próstata e no tratamento de problemas relacionados à fertilidade masculina. O zinco previne os cânceres de diferentes tipos, como do esôfago, estômago, intestino, brônquios e próstata.

É um mineral muito importante na aceleração da cicatrização de tecidos; principalmente associado às vitaminas A e D, cicatriza úlceras gastroduodenais. Por ser um mediador da função hormonal, sua deficiência afeta os hormônios do crescimento, adenohipofisário, gonadotropina, hormônio sexual, prolatina, hormônio tireoidiano, corticosteróide, insulina e prostaglandinas, além de todo o metabolismo lipídico. É absorvido no duodeno e jejuno, combina-se no plasma e, após, liberta-se dos alimentos, forma complexos ligantes endógenos e exógenos com a histidina, o ácido cítrico e os picolínicos.

a) Sinais de carência

Causa fadiga, hipertrofia da próstata, artrite reumatóide, manchas brancas nas unhas, cabelos quebradiços e caspa, ressecamento da pele, perda do olfato e do paladar, baixa resistência imunológica, retardo no crescimento, hipogonadismo, hipospermia, alergia, anorexia, apatia, retardo na maturação sexual e intolerância à glicose.

b) Excreção

A excreção é feita pelas fezes em indivíduo sadio, mas nos pacientes diabéticos, alcoólatras, com cirrose hepática, traumatismo, fraturas e queimaduras a excreção é feita pela urina. Este mineral é armazenado nos olhos, fígado, pâncreas, rins, cabelos e unhas.

c) Excesso

Pode causar desidratação, desequilíbrio eletrolítico, letargia, doenças renais, má coordenação motora, intolerância ao álcool, anemia, confusão mental, psoríase, distúrbio gastrintestinal; interfere no equilíbrio do cobre, ferro e cálcio; diminui os teores de fósforo e enxofre.

d) Fontes

Frutos do mar, sardinha, todas as carnes (os mais importantes são estes), grãos integrais, germe de trigo, semente de gergelim, semente de abóbora, levedo de cerveja, castanha-do-pará, soja, nozes, amêndoas, feijão, cogumelos, lentilha, cebola, ovos e aves.

Dosagens

Dose recomendada: 15mg/dia.

Dose terapêutica: 5 a 30mg/dia.

IV
Aminoácidos

Quando se fala em aminoácidos (Aa), normalmente nos referimos aos aminoácidos necessários à síntese das proteínas. Os aminoácidos são sólidos, incolores, cristalinos, que se fundem com a decomposição em altas temperaturas; alguns sublimam. Podem ter gosto amargo ou doce ou ainda podem ser completamente sem sabor. Existem muitos Aa que compõem a estrutura formadora de todas as proteínas, mas oito deles são essenciais, isto é, o organismo por si não os forma, sendo obrigatoriamente fornecidos pelos alimentos.

Para que o organismo possa sintetizar a proteína de forma eficiente, devem estar presentes todos os aminoácidos essenciais, simultaneamente, e nas quantidades adequadas. As proteínas serão consideradas incompletas quando apresentam deficiência de um ou mais aminoácido essencial. Os aminoácidos são unidades a partir das quais as proteínas são constituídas, assim como os produtos finais da digestão das mesmas. As proteínas são moléculas grandes, necessárias à vida. Durante o processo digestivo, suas macromoléculas vão sendo decompostas em unidades menores e mais simples, que são os aminoácidos.

Quimicamente, os aminoácidos são ácidos orgânicos aminados, que se harmonizam formando proteínas específicas; apresentam uma estrutura que combinam fatores: ácido e base. Os aminoácidos apresentam grande importância nutricional, atuam como precursores de outras substâncias do sangue circulante e do líquido intersticial, formando a combinação dos aminoácidos extracelulares disponíveis para a síntese protéica. Já a combinação dos aminoácidos intracelulares excede de modo acentuado àquela em nível extracelular, destinada principalmente ao seu transporte.

Os aminoácidos que o organismo não pode sintetizar são encontrados nas chamadas proteínas completas, que contêm todos os aminoácidos em quantidades suficientes e na porção correta para manter o equilíbrio nitrogenado e o crescimento orgânico. A diferença entre aminoácidos e proteínas consiste em que a proteína alimentar é composta por extensa cadeia de aminoácidos individuais, agrupados através das enzimas e convertidos em aminoácidos livres ou individuais, para serem usados na produção da proteína do organismo todo; apesar da complexidade das moléculas protéicas na natureza e, apenas 20 são encontrados com freqüência.

Nem todos os Aa necessariamente fazem parte de uma só cadeia protéica; alguns deles se repetem várias vezes. Aminoácidos de cadeia ramificada podem ajudar a recuperar a massa muscular nos indivíduos subnutridos e no pós-cirúrgico. Também é indicado como efeito benéfico em caso de esclerose lateral aminotrófica, que é um processo degenerativo e idiopático das vias piramidais e dos neurônios motores inferiores, que se instala principalmente na idade madura tardia e é caracterizada por fraqueza motora e espasmos dos membros, associada à atrofia muscular, aos tremores fibrilares e componentes finais de núcleos medulares. Patologicamente, observa-se de modo predominante perda de neurônios nos cornos anteriores da medula espinhal.

Aminoácidos de cadeia ramificada: L-Leucina, L-Isoleucina e Valina.

Aminoácidos com átomos de enxofre: Cisteína, Cistina, L-Metionina e Taurina.

Aminoácidos aromáticos com molécula de Benzeno: L-Metionina, L-Fenilalanina, DL-Fenilalanina, Na-Tirosina e Triptofano.

Aminoácidos essenciais: Fenilalanina, Isoleucina, Leucina, Lisina, Metionina, Valina, Treonina e Triptofano.

1. Ácido aspártico

O ácido aspártico é um aminoácido não-essencial; é um ácido monussucínico, produto da hidrólise da esparagina e do catabolismo aspártico. Destino metabólico: glicogênio exerce efeito excitatório no cérebro, fixa-se nos receptores de NMDA provocando influxo de cálcio intracelular, com subseqüente morte neural. Neste caso, o magnésio exerce efeito inibidor. Em pacientes com câncer, há um excesso de formação de asparagina, sendo que o ácido aspártico tem efeito imunoestimulante.

O ácido aspártico é antifadiga, motivo pelo qual é muito indicado no caso de fadiga crônica para remover o excesso de amônia do organismo. Junto com a fenilalanina, faz parte do edulcorante aspartame; ele aumenta a energia e a formação de RNA e DNA; é hepatoprotetor; atua no tratamento da hepatite crônica; previne as lesões isquêmicas; auxilia no tratamento de hipercolesterolemia; é um antagonista da morfina; é especial na circulação sistêmica, que promove efeitos tóxicos graves; possui ação protetora do sistema nervoso central (SNC) e atua contra a dependência de drogas.

Fontes

Castanha-do-pará, castanha-de-caju, nozes, amêndoas, amendoim, ameixa, abacate, banana, pêssego, damasco, coco, avelã, leite e derivados, ervilha, milho, cogumelo, beterraba, berinjela, cevada, centeio, trigo integral, alho, cebola roxa, todas as carnes, todas as frutas e todos os vegetais.

Dosagem
Dose terapêutica: até 100 a 300mg/dia com suco de laranja.

2. Ácido glutâmico

O ácido glutâmico é um aminoácido necessário neurotransmissor, indispensável em nível nutricional. Fisiologicamente, encontra-se envolvido no metabolismo dos açúcares e das proteínas; é altamente excitatório; pode ser sintetizado pela ornitina, arginina e pelo alfacetoglutarato; é essencial na esquizofrenia; representa a principal via da biossíntese do ácido aminobutírico (Gaba), inibidor que atua como anciolítico, relacionado com os benzodiazerpínicos. A piridoxina exerce ação nos processos de descarboxilação, a reação que converte ácido glutâmico em ácido y-aminobutírico (Gaba), uma substância encontrada na camada cinzenta do cérebro.

O ácido glutâmico combina-se com a amônia para fabricar a glutamina; retira o excesso de amônia que é nociva às células vivas, desintoxicando as células; retira também os derivados de ácido úrico do organismo humano, em especial naqueles indivíduos que sofrem de insuficiência hepática e renal aguda ou crônica; é usado no tratamento do coma hepático; é importante no metabolismo cerebral; participa no transporte de potássio, através da barreira sangüínea cerebral, desintoxicando o cérebro da amônia; é recomendado no retardo mental e na epilepsia; regula a atividade das células cerebrais, melhorando o sistema nervoso; melhora o quociente de inteligência, através da ação dos neurônios do SNC; é excelente para o tratamento sintomático da acloridria.

Fontes

Abóbora, agrião, aipim, alho, alface, batata-inglesa frita, aspargo, brócolis, castanha-do-pará e de caju, amêndoas, amendoim, aveia, beterraba, berinjela, cenoura, feijão, ervilha, quiabo, vagem, leite e todos os seus derivados, cevada, centeio, manteiga, margarina cremosa, chocolate, todas as carnes, todas as frutas e todos os vegetais.

Dosagem

Dose terapêutica: até 100mg/dia.

3. L-Alanina

Alanina é um aminoácido não-essencial que desempenha um papel relevante na gliconeugênese, uma vez que se transforma em ácido pirúvico, intermediário do metabolismo glicídico; aumenta a síntese do glicogênio e desempenha papel essencial na prevenção da litíase renal; ajuda no metabolismo da glicose, atuando na hipoglicemia e no sistema imunológico, reproduzindo os linfócitos; é indicada nos casos de cálculos renais.

Usada junto com a vitamina B6, está associada no metabolismo energético dos açúcares e dos ácidos orgânicos; é um aminoácido que funciona do ponto de vista sinérgico com a insulina, de forma a acelerar o transporte dos nutrientes através das paredes celulares; é importante para manter os níveis constantes de glicose no sangue, promovendo a passagem de glicose para o interior das células musculares e hepáticas.

Está presente em muitos alimentos, é usada como suplemento dietético, sendo um potente estimulador da secreção do glucagon, e é usada para estudo dessa secreção em pacientes com pancreatite aguda. Produto do catabolismo: piruvato. Destino metabólico: glicogênico. Na síntese da transaminação do piruvato, a alanina é removida do sangue pelo fígado, sofrendo aí o piruvato regeneração por outra transaminase preparada sinteticamente.

Fontes

Todas as carnes, leite e seus derivados, aspargo, aveia, coco, avelã, abacate, nozes, amêndoas, amendoim, castanha-do-pará, castanha-de-caju, chocolate, centeio, cevada, milho, feijão, ervilha, aipim, batata, cenoura, berinjela, beterraba, todos os vegetais e todas as frutas.

Dosagem
Dose terapêutica: 100 a 200mg/dia.

4. Arginina

A arginina é um aminoácido não-essencial; estimula a hipófise, aumentando a secreção e a liberação do hormônio do crescimento (GH), e uma vez na corrente sangüínea, esse hormônio ajuda a queimar as gorduras localizadas; tem efeitos acentuados sobre vários dos principais hormônios endócrinos; desempenha papel significativo no metabolismo e crescimento muscular; regula e sustenta os componentes do sistema imunológico; possui importantes propriedades hepatoprotetoras; atua no metabolismo hepático, protegendo e desintoxicando o fígado das substâncias danosas.

Estimula o timo e provoca a produção de linfócitos, e estes, ainda mais ativos e mais eficazes, melhoram sua resposta imunológica. Atua na espermatogênese e nos distúrbios renais. A arginina é precursora do ácido nítrico. Através da enzima nitroxisintetase, forma o ácido nítrico (NO+), que é um potente agente vasodilatador. Sabe-se que a sua distribuição é universal e esta enzima se localiza principalmente no endotélio vascular, no sistema nervoso e na sinapse nervosa.

No macrófago, o óxido nítrico reage com o superóxido, formando o peroxinitrito, que é potente agente microbicida, desempenhando papel importante na fagocitose. Este aminoácido também é responsável pela síntese de orotato, que forma pirimidinas, encontradas nos ácidos nucléicos. Na molécula da arginina encontra-se a vasoprissina, que além de ser um hormônio antidiurético tem ação estimulante da memória e inteligência, sendo considerada excelente protetor cerebral.

A ornitina é um derivado da arginina e quando esta é descarboxilada pela ornitinadescarboxilase, dá origem a poliaminas, que possuem papéis importantes como antioxidantes; auxilia no tratamento e previne o câncer; inibe o crescimento de tumores; promove a cicatrização de queimaduras e outros ferimentos; tem ação antiesclerótica; diminui as taxas de colesterol sangüíneo; é ótima no tratamento da infertilidade, especialmente masculina, aumentando a ereção por formação do ácido nítrico; estimula o crescimento capilar.

A arginina faz parte do ciclo úrico, sendo importante para a secreção da insulina, do glucagon, do GH e da somatostatina. É essencial para o funcionamento da glândula pituitária; age como veículo de transporte, armazenamento e excreção de nitrogênio; facilita a desintoxicação de amônia no organismo. Nas doenças hepáticas em geral e nos traumas, melhora a fadiga física e mental. Não é recomendado usar doses de mais de 2 a 3g/dia, pois pode ocorrer aumento nas articulações e deformidades ósseas, e na fase de crescimento poderá provocar gigantismo.

Fontes

Castanha-do-pará, castanha-de-caju, avelã, nozes, uva passa, chocolate, gelatina, feijão, ervilha, pipoca, aveia, arroz integral, semente de girassol, semente de gergelim, pão integral, todas as frutas e todos os vegetais.

Dosagem
Dose terapêutica: até 100mg/dia, convém tomar em jejum.

5. Carnitina

A carnitina é uma coenzima chamada também de vitamina B; é um aminoácido não-essencial. Sua estrutura biológica é a betaína do B-hidroxy-aminobutírico. Sua ação é muito vasta; no entanto, apontamos a mais importante e principal, que é aumentar a tolerância ao exercício em caso de acidente coronariano; ela aumenta a capacidade física e o desenvolvimento muscular por efeito lipotrófico; atua nas perturbações cardíacas, como na isquemia crônica do miocárdio, nas miocardiopatias e na *angina pectoris*; possui um efeito protetor contra a arterosclerose e suas seqüelas do aparelho cardiovascular.

A aplicação da L-carnitina é importante pelo fato de que aumenta a contratibilidade cardíaca e, perante o esforço, o músculo cardíaco não necessitará de aumentar o consumo de oxigênio. A carnitina é muito utilizada quando seus níveis forem fatalmente reduzidos pela hemodiálise; é muito utilizada também para melhorar o exercício muscular e a capacidade atlética dos desportistas, que necessitam aumentar o rendimento e a produção de energia orgânica, que, através dos lipídios, favorece ao mesmo tempo a diminuição de adiposidade.

Este aminoácido age como protetor hepático, pois diminui o teor de gorduras circulantes, considerado ótimo na dieta de quem quer emagrecer, porque aumenta a oxidação dos ácidos graxos e permite a tolerância de dietas sem passar fome. Diminui as gorduras circulantes, aumenta o teor de lipoproteínas de alta densidade que tem efeito antibiótico, hipotensor, potencializa a energia do organismo. É sintetizado no organismo quando tem quantidade suficiente de lisina, metionina, ferro e vitaminas C, B1, B3.

Tem por função conduzir os ácidos graxos de cadeia longa, permitindo-lhes a entrada na mitocôndria, centro energético das células, onde estes serão utilizados como combustível para gerar energia, que será usada no tratamento da obesidade. Por possuir propriedades vasodilatadoras, a carnitina é necessária na hipertensão, na isquemia cardíaca e na arritmia cardíaca; diminui as taxas de colesterol e de triglicerídios no sangue. O déficit de carnitina se observa em miopatias que se acompanham freqüentemente de câimbras.

Fontes

Carne vermelha, ovos, leite e todos os seus derivados.

Dosagens

Dose recomendada: 250mg/dia.

Dose terapêutica: 100 a 400mg/dia.

6. Cisteína

A cisteína é um aminoácido não-essencial, originária da metionina, sendo necessária a presença do cofator piridoxina para esta conversão ocorrer, o qual encontra-se no fígado como parte do ácido úrico. Em pacientes urêmicos há uma deficiência desse co-fator, o que reduz a produção da cistina e conseqüentemente de taurina, elevando assim a concentração da homocisteína no sangue. É sintetizada no organismo através da metionina, mas, para ocorrer esta conversão, é necessária a presença do fosfato-piridoxal-coenzima B6.

A cisteína é desintoxicante de amônia em combinação com o ácido aspártico e a citrulina atua na eliminação dos radicais livres (RL), junto com o selênio e a vitamina E, na proteção das células hepáticas e cerebrais, contra o álcool e o fumo; fluidifica o muco do trato respiratório; remove o excesso de cobre e alumínio do organismo; atua na perda de cabelo, na psoríase, envolvendo-se na síntese da coenzima A e parte da enzima *glutation-peroxidase*, que é precursora da taurina. Este aminoácido é constituinte de muitas proteínas que contém enxofre; desempenha papel fundamental na produção dos hormônios pituitários.

A cisteína promove proteção contra doenças degenerativas associadas ao envelhecimento; participa em algumas formas do reparo do DNA; recupera a fadiga; melhora a cicatrização tissular, na forma de N-acetil cisteína; melhora a absorção, transformando-se em glutationa. Na oftalmologia, é usada sob a forma de colírio para prevenir úlceras de córnea; é preventiva do câncer e da catarata. Para aumentar o efeito antioxidante, deve ser associada à vitamina C; também aumenta a resistência às infecções; melhora a artrite reumatóide e promove o desenvolvimento dos músculos e a queima das gorduras.

Fontes

Todas as carnes, ovos, todos os cereais integrais, leite e seus derivados, nozes, castanhas, amêndoas, amendoim, avelã, cebola, alho, couve, legumes e todas as frutas.

Obs.: Os diabéticos não devem tomar suplementos de cisteína.

Dosagem

Dose terapêutica: 80 a 300mg/dia.

7. Cistina

A cistina é o aminoácido mais insolúvel que o organismo normal pode reverter prontamente; ela é a forma dissulfídica da cisteína; é formada a partir da metionina; é precursora da glutationa, um tripeptídio antioxidante importante, que prolonga a vida do indivíduo e protege seu corpo contra vários poluentes, sendo essencial para a boa formação da pele, promovendo a recuperação em casos pós-cirúrgicos e de queimaduras.

Melhora os distúrbios respiratórios como asma, bronquite e traqueobronquite. Como os demais ácidos enxofrados, a metionina e a cistina são eficientes protetores contra a intoxicação por metais pesados e também por cobre. Para atender seus efeitos antioxidantes em nível celular, deve ser associada à vitamina C. Através de seus antioxidantes, oferece proteção contra as doenças degenerativas, associadas ao envelhecimento precoce do indivíduo.

Combate a artrite crônica, o reumatismo e a gota; prolonga significativamente a sobrevivência de animais, por possuir efeitos desintoxicantes poderosos. 1% dos cálculos urinários produzidos é de cistina, de ocorrência rara. Componente de muitas proteínas, especialmente da queratina, esta pode ser reduzida produzindo cistina.

Fontes

Todos os tipos de carnes, aves, ovos, leite e todos os seus derivados, todos os cereais integrais, castanha-do-pará, castanha-de-caju, nozes, avelã, amêndoas, amendoim, alho, cebola roxa, todos os vegetais e todas as frutas.

Dosagem
Dose terapêutica: 25 a 150mg/dia.

8. Citrulina

A citrulina é um aminoácido não-essencial, não constituinte da proteína; habita no fígado, como parte do ácido úrico; condensa com o ácido aspártico para formar ácido arginosucínico, que por sua vez é metabolizado em arginina; é liberada no fígado e encaminhada para o rim, onde ocorre a conversão enzimática de citrulina em arginina (ciclo da uréia). Desempenha um papel fundamental na formação da uréia, através do ciclo de krebs. As lesões traumáticas, as feridas e as queimaduras podem provocar formação de hiper-amônia.

Logo, a citrulina é um dos aminoácidos que pode ser aplicado em qualquer tempo para a desintoxicação da amônia; aumenta a capacidade do ciclo da uréia para desintoxicar a amônia e a produção do hormônio pituitário; auxilia na cura da fadiga crônica; estimula o sistema imunológico; mantém o metabolismo normal em crianças com distúrbios genéticos do metabolismo da uréia. Do ponto de vista clínico, a citrulina estimula o sistema imunológico na presença de qualquer doença ou perturbação orgânicas. Um suplemento de citrulina será eficiente e logo surtirá o resultado necessário.

Fontes

Abacate, banana, semente de gergelim, leite em pó desnatado, semente de abóbora e amendoim.

Dosagem
Dose terapêutica: 100 a 200mg/dia.

9. Fenilalanina

A fenilalanina é um aminoácido essencial; é a mais importante matéria-prima para a produção de vários compostos, como neurotransmissor entre as células nervosas; endogenamente transforma-se em L-tirosina, L-dopamina, adrenalina e noradrenalina, importantes mediadores neuroquímicos vitais, que promovem por sua vez estado de vigília e alerta. É convertida pelo fígado no aminoácido livre tirosina para a clareza e agilidade mentais. A forma ativa é a L-fenilalanina, que possui a função de moderação do apetite e atua no interesse sexual.

Auxilia na melhora da memória, nos problemas mentais e no tratamento da depressão mental. A fenilalanina é precursora do aminoácido não-essencial tirosina, que juntamente com esta conduz a formação da tiroxina e da epinefrina. O metabolismo da fenilalanina encontra-se defeituoso em crianças prematuras, que não recebem quantidades adequadas de ácido ascórbico, e assim pode vir a causar fenilcetonúria.

A fenilcetonúria é uma doença metabólica hereditária, sendo transmitida como caráter autossômico recessivo; está associada a defeito genético no metabolismo deste aminoácido, no qual existe uma deficiência de fenilalanina-hidroxilase, o que acarreta quantidades aumentadas de fenilalanina no sangue e excesso de ácido fenilpirúvico e outros na urina; caracteriza-se clinicamente, no caso típico não tratado, pelo retardamento mental, eczema, cabelos claros e, às vezes, ataques. Mas ocorrem casos não tratados em que o indivíduo é mentalmente normal.

A fenilalanina é um aminoácido não-nutriente que comprovadamente inibe a dor crônica, funcionando como analgésico; controla o comportamento compulsivo dos viciados; auxilia no tratamento do vitiligo. Está presente em grande quantidade no adoçante aspartame, que é composto de fenilalanina e ácido aspártico; é adicionada pelos fabricantes multinacionais de refrigerantes artificiais e fórmulas conhecidas como dietéticas ou diet - segundo dizem tais industriais -, apropriadas a consumidores em regime dietético.

Contra-indicação

Durante o período de gravidez e em pacientes portadores de fenilcetunúria, em geral neonatos, ou em pacientes com qualquer tipo de câncer, pode provocar o crescimento do melanoma maligno pigmentado; pode elevar perigosamente a pressão arterial nos hipertensos, pois eles são sensíveis aos efeitos da fenilpropanolamina. Caso a pessoa necessite deste medicamento, só poderá ingeri-lo após as refeições. Quem faz uso de antidepressivo e todos os portadores desta doença devem retirar da dieta todo alimento rico em fenilalanina.

Fontes

Castanha-do-pará, castanha-de-caju, amendoim, noz pecã, abacate, levedo de cerveja, soja, peixe defumado, carnes de gado, de porco, aves, clara de ovo, manteiga, margarina cremosa, germe de trigo, cevada, centeio, alho, cebola roxa, ervilha, beterraba, berinjela, quiabo, vagem, nabo, feijão, abóbora, banana, leite e todos os seus derivados, todos os vegetais e todas as frutas.

Dosagem

Dose terapêutica: 50 a 100mg/dia.

10. DL-Fenilalanina

Esta forma do aminoácido essencial fenilalanina é composta de partes iguais de D (Sintética) e L (Natural) e atua em nível neural na síntese orgânica das substâncias conhecidas em neurofisiologia como endorfinas. As endorfinas, por sua vez, são capazes de provocar efeito anestésico natural no organismo humano, tornando-o sensível à dor em caso de acidentes. A endorfina pode ser secretada naturalmente por estímulo externo, como, por exemplo, acumpuntura. Porém, determinados sistemas enzimáticos orgânicos destroem continuamente as endorfinas endógenas.

A DL-Fenilalanina não é nutriente. Ela proporciona alívio imediato da dor; possui efeitos analgésicos e anti-inflamatórios comprovados; provoca a liberação do hormônio gastrintestinal colescistoquinina, que tem ação digestiva; favorece a ação das endorfinas, aumentando a capacidade do alívio da dor; dá alívio imediato às dores nas costas, dores ciáticas, câimbras musculares e dores pós-operatórias agudas; é de excelente aplicação nos casos de artrite reumatóide, osteoartrite e neuralgias de várias etiologias agudas ou crônicas.

Temos, portanto, o maior campo de ação da DL-Fenilalanina, que inibe efetivamente tais enzimas, garantindo então a ação endógena das endorfinas no organismo humano, aumentando a capacidade mental e melhorando o estado de patologias, como: esquizofrenia, desordens convulsivas, síndrome do pânico e estado depressivo. Por ser antidepressiva natural, não cria vício ou dependência psicofísica e não é tóxica ao organismo, podendo ser associada a qualquer método ou terapia alternativa ou convencional da dor, com efeito sinérgico garantido, sem interações medicamentosas ou efeitos colaterais.

Dosagem

Dose terapêutica: 20 a 200mg/dia.

11. Glicina

A glicina é um aminoácido não-essencial; é o menor de todos os aminoácidos e o mais importante, pois sua função básica é a manutenção de aminas não-essenciais, liberadoras do hormônio do crescimento (GH), especialmente no setor intracerebral. Este hormônio possui papel relevante no sono. A glicina, quando associada ao inositol, aumenta a formação da acetilcolina no hipocampo; atua nos distúrbios de insônia e é muito importante nos distúrbios da memória, na epilepsia, diminuindo a freqüência das convulsões. É usada no tratamento de qualquer dor.

Exerce efeito importante para diminuir os níveis de colesterol total e de triglicerídios no sangue. Junto com o zinco, ativa a cicatrização dos tecidos; desempenha papel ativo no tratamento da miastenia grave; é desintoxicante importante; reage com ácido benzóico (aditivo alimentar), eliminado pela urina. A glicina forma a dimetilglicina, que tem um poderoso efeito imunomodelador no olho (retina); é sintetizada a partir do GABA, treonina e dimetilglicina. Na dor, usa-se com GABA e taurina; na miastenia, usa-se com manganês e vitamina E.

A glicina toma parte na síntese das purinas e da hemoglobina. Atua na hiperacidez gástrica, diminuindo os efeitos colaterais do uso de medicamento, como a aspirina; é indicada no caso de gota, nas hiperlipidemias em geral, na *miastenia gravis* e na psicose maníaco-depressiva; possui papel importante na função da glândula pituitária. A glicose e a creatina – duas substâncias vitais na produção de energia –, requerem glicina para sua síntese, sendo que a deficiência desse aminoácido resulta em severa perda de energia.

A glicina, usada junto com a arginina e a metionina, forma a creatina. Ela também faz parte da estrutura da enzima *glutation-peroxidas*e e desempenha um papel importante na formação dos sais biliares; estimula a liberação de glucagon pelo pâncreas; é eficaz na hiperacidez, porque o íon hidrogênio excedente no estômago é neutralizado pelo grupo amino de glicina. Os suplementos de glicina são importantes nas situações em que se verifica creatinúria alta (perda de creatina). Neste caso, a glicina fornece uma fonte adicional de creatinina.

Por sua ação tamponante, é usada junto com antiácidos como sódio ou bicarbonato de potássio, sendo eficaz na hiperacidez, porque o ácido clorídrico excedente no estômago é neutralizado pelo grupo aminoglicina. Também é usada como quelante de outros minerais; usa-se na hipoglicemia, pois ela estimula a liberação do glucagon pelo pâncreas, que, por sua vez, mobiliza o glicogênio que é, então, liberado no sangue como glicose.

Fontes

Carne de gado, de porco e de aves, leite e seus derivados, castanha-do-pará, castanha-de-caju, nozes, avelã, amêndoas, amendoim, manteiga, abóbora, ervilha verde, feijão, cevada, centeio, batata-doce, batata-inglesa, cenoura, beterraba, berinjela, aipim, cogumelo, todos os vegetais e todas as frutas.

Dosagem

Dose terapêutica: 50 a 150mg/dia.

12. Glutamina

A glutamina é um aminoácido não-essencial; é um derivado do ácido glutâmico, possuindo papel importante no metabolismo neural, que energiza a mente do indivíduo, inibindo a senilidade e combatendo a depressão. O ácido glutâmico sozinho não consegue ultrapassar a barreira cerebral, mas seu amido – a glutamina – transpõe esta barreira. Depois de estar no cérebro, transforma-se em energia, acelera a cicatrização da úlcera péptica e combate o vício do álcool; previne as úlceras gástricas e duodenais causadas pelo uso indiscriminado da aspirina.

A monoamina do ácido glutâmico participa da formação das hexoaminas, componentes dos mucopolissacarídeos. É um suplemento do ácido glutâmico e da glutamina, que melhoram o comportamento do paciente esquizofrênico e as manifestações psiquiátricas em pacientes geriátricos, tais como síndrome do medo, claustrofobia, depressão e impotência psicogênica senil; aumenta a capacidade de aprendizagem e de memorização; previne a fadiga e a compulsão por doces.

É um suplemento em pacientes estressados por extremo cansaço físico, em razão de prática de esportes pesados ou trabalho físico extenuante. A glutamina possui a propriedade bioquímica de retirar o excesso de amônia e derivados do ácido úrico do organismo, em especial em pacientes que sofrem de insuficiência hepática e renal aguda ou crônica. Deve ser usada como complemento alimentar em pacientes que estejam realizando tratamento clínico de hemodiálise.

Dosagem

Dose terapêutica: até 100mg/dia.

13. Histidina

A histidina é um aminoácido não-essencial, resultante da hidrólise de muitas proteínas. Por eliminação de uma molécula de dióxido de carbono, é convertida em histamina. É considerada essencial nas crianças recém-nascidas; é essencial para o crescimento de prematuros, que também possuem deficiência de cisteína pela imaturidade do fígado em converter a metionina. É vital para o crescimento e regeneração dos tecidos; é importante na formação dos leucócitos e eritrócitos; atua em pacientes urêmicos para melhorar a síntese renal.

Necessita de ácido fólico para a sua utilização ser completa e quando o ácido fólico não é disponível, um produto intermediário, o ácido forminiglutâmico (Figlu), é eliminado pela urina completando a síntese renal. A histidinemia é constituída por um erro inato do metabolismo da histidina, devido à deficiência da histidinase por níveis elevados de histidina no sangue e na urina. Como sintomas clínicos temos: distúrbio da palavra; por este motivo deve se evitar uma dieta muito rica em proteínas na primeira infância.

É ótima no tratamento de úlceras do aparelho digestivo, diminuindo a acidez gástrica; promove a digestão e a produção do suco gástrico. Através do sistema nervoso autônomo (SNA), melhora as náuseas e a sensação de ardor no estômago e a pirose (azia) na gestante. Estes problemas acontecem porque durante a gravidez se acelera a formação de leucócitos e eritrócitos, permitindo a entrada de ferro no organismo, causando mal-estar.

A histidina tem ação vasodilatadora potente e provoca ereção peniana; é eficaz em doenças alérgicas e na anemia, na artrite reumatóide, é antiinflamatória; tem ação muito importante sobre o corpo humano, excelente no tratamento de doenças circulatórias cardiovasculares, angina de peito, insuficiência cardíaca, através de duas propriedades vasodilatadoras e hipotensivas. A deficiência de histamina baixa o número de basófilo para menos de 15mm^3, dando um quadro de histapenia, com agitação que pode ser tratada com vitamina B12 e ácido fólico.

Contra-indicações

É contra-indicado em indivíduo histadélico, que apresenta contagem de basófilo sangüíneo superior a 40mm^3

com quadro depressivo às vezes grave. Contudo, o uso de cálcio, vitamina C e metionina resulta em uma melhoria clínica acentuada na histadelia. Na catarata encontram-se níveis diminuídos de histidina.

Fontes

Castanha-do-pará, castanha-de-caju, avelã, nozes, chocolate, carne bovina, carne suína, aves, ovos, leite e seus derivados, manteiga, margarina, cevada, trigo integral, centeio, ervilha, feijão, cenoura, batata, beterraba, berinjela, nabo, aipim, todos os vegetais e todas as frutas.

Dosagem
Dose terapêutica: até 150mg/dia.

14. Isoleucina

A isoleucina é um aminoácido essencial de cadeia ramificada. Primeiramente, é metabolizada nos tecidos musculares; atua no metabolismo e renovação dos glóbulos vermelhos e tecidos, responsável pelo tônus muscular e pela liberação de energia; aumenta a síntese da hemoglobina; participa no metabolismo glicídico; ajuda a regular e estabilizar a glicemia; impede que o rim perca a vitamina B3.

É recomendada para constituir uma proporção adequada com os aminoácidos leucina e valina. A isoleucina é responsável pela produção de anticorpos no baço e também estabiliza e regula as taxas de açúcar no sangue e os níveis de energia. Sua deficiência pode levar a sintomas semelhantes aos da hipoglicemia, como náuseas, tonturas e desmaios.

Dosagem

Dose terapêutica: 20 a 200mg/dia.

15. Leucina

A leucina é um aminoácido essencial de cadeia ramificada; é acetônica e difícil de ser separada da isoleucina, isto porque os aminoácidos de cadeia ramificada são metabolizados primeiro no músculo, e trabalha para baixar os níveis de açúcar no sangue dos diabéticos. A leucina é obtida principalmente do leite e do ovo; é usada no diagnóstico da hiperglicemia idiopática infantil, sendo que a dose de tolerância em crianças acha-se em torno de 400 a 1400mg/dia.

A leucina interfere no metabolismo do triptofano e do ácido nicotínico. É um dos aminoácidos, além da isoleucina e da valina, que devem fazer parte da dieta no tratamento de enfermidade por deficiência da enzima descarboxilase (EDD), por erro inato do metabolismo constituído daqueles aminoácidos essenciais. A doença é transmitida por um gene autossômico recessivo de freqüência desconhecida, sendo o defeito verificado ao nascer.

Este aminoácido é importante para a imunidade; aumenta a capacidade de cicatrização de feridas da pele, tecidos musculares e ossos fraturados, razão pela qual é feita sua suplementação antes das cirurgias; ajuda a aumentar a massa muscular; é importante para os problemas renais. Antes e após qualquer cirurgia deve-se ingerir alimentos com alto teor de leucina. Pessoas dependentes de qualquer tipo de tóxico e alcoólatras geralmente possuem deficiência deste aminoácido.

Fontes

Castanha-do-pará, castanha-de-caju, noz pecã, amêndoas, amendoim, avelã, todas as carnes, peixes, aves, leite e todos os seus derivados, pepino, aspargo, agrião, vagem, repolho, quiabo, tomate, chuchu, espinafre, salsa, cebola, beterraba, berinjela, feijão, ervilha, batata, todos os vegetais e todas as frutas.

Dosagem
Dose terapêutica: 20 a 200mg/dia. A absorção é melhorada se tomada com isoleucina e valina. Uso moderado. Doses altas funcionam como glicemiante.

16. Lisina

A lisina é um aminoácido essencial que forma a citrulina, promove o crescimento e a reparação tissular e participa na produção de hormônios e enzimas, inibidor de enzimas proteolíticas antifibrinólicas. Evita a proteinogênese endógena; é importante no desenvolvimento das crianças e no processo de regeneração dos tecidos lesados; é importante na gênese de anticorpos. Nas dietas de alto teor protéico ocorre maior percentual de absorção de cálcio, devido à influência da lisina sobre o pH intestinal e a formação de compostos solúveis cálcio-aminoácidos. Intervém, assim como outros aminoácidos, na formação do colágeno.

Na velhice há maior necessidade de certos aminoácidos essenciais, principalmente a lisina e a metionina, sendo que as necessidades diárias de aminoácidos para lactente de dois a quatro meses estima-se em 88 a 130mg/dia. A leucina combate o herpes simples e o herpes zoster, o qual compete com a arginina, que é necessária ao crescimento deste vírus. Daí restringir-se o uso de alimentos ricos em arginina, como chocolate, gelatina, nozes, amêndoas, amendoim, castanha-de-caju e avelã para pessoas que possuem herpes. A lisina é um aminoácido que se pode obter por meio da alimentação.

A lisina ajuda a melhorar a capacidade de concentração no metabolismo das gorduras. Para uma conversão mais eficiente destas em energia, atua auxiliando em alguns casos de esterelidade; corrige a cicatrização deficiente e instética, como quelóide, e a acentuada imunidade deficiente, além de alterações hormonais masculina e feminina, funções do fígado e vesícula; exerce um efeito imunoestimulante, aumenta a liberação do hormônio do crescimento (GH) e sofre um processo de hidroxilação; participa na produção de anticorpos e de enzimas.

A vitamina C é essencial na atividade desta enzima, transformando-se em hidroxilisina. Esta reação se dá nas moléculas do colágeno. No estresse, existem níveis baixos de lisina, assim como na osteoporose. No marasmo, usa-se e forma o ácido E-aminocapróico, que é um redutor de triglicerídio. Junto com a ornitina, atua na cura de angina de peito; aumenta a imunidade aos resfriados; ajuda a manter o balanço nitrogenado em adultos; promove melhor concentração mental; favorece o crescimento e desenvolvimento dos ossos em crianças, na absorção de cálcio, reduzindo as perdas deste mineral através da urina.

Sinais de carência

Baixos níveis deste aminoácido diminuem a síntese de proteína e afetam o tecido muscular e conectivo. Resulta em anemia, irritabilidade, queda de cabelo, falta de concentração, fadiga, retardo no crescimento e retardo mental em crianças com problema de produção e perda de cistina.

Fontes

Levedo de cerveja, cereais integrais, linhaça, nozes, farelo de trigo, sementes oleaginosas, lentilha, ervilha, germe de trigo, feijão, queijos, ovos, soja, milho, peixes e carnes.

Dosagem
Dose terapêutica: até 200mg/dia.

17. Metionina

A metionina é um aminoácido essencial; é o principal doador de metila, muito importante para a síntese da dimetilglicina, betaína, carnitina, epinefrina, ergosterol, metanefrina, metilnicotinamida, sarcosina, normetanefrina e ácidos nucléicos. A metionina combina-se com a adenosina, formando S-adenosil metionina (SAM), que é um poderoso agente metilante, participante da síntese da epinefrina; é um agente antidepressivo usado na terapia do Mal de Parkinson, já que aumenta a formação da dopamina.

A metionina tem ação antiaterogênica e é fundamental aos processos de transmetilação. Há alguns erros inatos no metabolismo deste aminoácido. A homocistenúria é uma forma grave de aminoacidopatia, sendo em alguns casos tratado com megadose de vitamina B6. A metionina possui uma boa fonte de enxofre; atua nas funções do baço, glândulas linfáticas e pâncreas, além dos glóbulos vermelhos; é precursora da colina; é emoliente das pedras da vesícula e do colesterol; restaura e cicatriza os tecidos.

A metionina auxilia no crescimento, diminui a concentração tóxica do plasma, do fígado e dos músculos. A metionina, com a cisteína e a cistina, são os aminoácidos fornecedores de enxofre no organismo, que auxiliam em alguns tratamentos de esquizofrenia, favorecendo a redução da concentração sangüínea de histamina, que nestes casos induz o cérebro a transmitir mensagens erradas aos órgãos. Juntamente com a colina e o ácido fólico, é útil na redução de tumores. Atua nos distúrbios dermatológicos como acne, eczema, furunculose, nos edemas e na diurese deficiente.

Estimula a síntese de *glutation*; diminui o pH urinário; é hepato-protetor; atua na depressão histadélica, condição acompanhada de excesso de basófilo no sangue; é usada nas toxemias resultantes da gravidez. No tratamento da febre reumática, é necessária ao idoso. O organismo pode sintetizar a colina, um produto da lecitina, a partir da metionina, com a ajuda da cianocobalamina e da folacina. A lecitina afasta a formação de resíduos de colesterol, desintoxicando o fígado. A betaína é formada pela oxidação da colina.

Deficiência

Sua deficiência prejudica o processamento da urina, favorecendo os edemas e processos infecciosos; causa nefrite em crianças, acúmulo de gorduras no fígado, impedindo-o de fabricar anticorpos, o que causa febre reumática, toxinas nas gestantes e queda de cabelo. A deficiência da metionina provoca falta de enxofre no organismo – principalmente entre as pessoas com dietas vegetarianas, restritas e não-balanceadas –, distúrbios dermatológicos como acne, eczemas, e pode provocar o aparecimento de tumores.

Fontes

Castanha-do-pará, levedo de cerveja, gergelin, queijos, soja, amêndoas, amendoim, germe de trigo, galinha, ovos, cebola, alho, feijão, leite e derivados, peixe fresco e carnes.

Dosagem
Dose terapêutica: até 300mg/dia.

18. Ornitina

A ornitina é um aminoácido não-essencial que desempenha função importante na formação da uréia, e em conseqüência disso ajuda na desintoxicação da amônia. Junto com a arginina, está presente nos processos de liberação dos hormônios do crescimento (somatotropina), que são utilizados conjuntamente em regimes de emagrecimento e na liberação do hormônio GH, pela porção anterior da glândula pituitária, em especial nos casos de nanismo congênito em crianças de ambos os sexos.

A ornitina estimula a secreção da insulina e age como anabolizante em atletas olímpicos. Megadoses de ornitina promovem o aumento dos níveis de arginina no organismo. Seus efeitos favoráveis à regeneração hepática já foram demostrados em animais; atua beneficamente no sistema imunológico; metaboliza o excesso de lipídios no sangue. A ornitina pode aumentar o peso e a atividade da glândula do timo, possivelmente aperfeiçoando a resposta imunológica nesse processo.

Dosagem
Dose terapêutica: até 100mg/dia.

19. Prolina

A prolina é um aminoácido não-essencial. Precursora da hidroxiprolina, possui papel importante na síntese do colágeno e da elastina. Uma em cada quatro moléculas de colágeno, aproximadamente, é de prolina. Ela é sintetizada a partir da ornitina ou do ácido glutâmico. É importante para a função adequada das articulações, dos tendões e do músculo cardíaco. A hidroxiprolina está presente nos cabelos brancos e na urina dos tóxicos-dependentes, assim como no cérebro.

Uma quantidade aumentada deste aminoácido pode indicar um estresse oxidativo em função do radical hidroxila. A dosagem de hidroxiprolina na urina é utilizada como marcador de perda de colágeno, com sinal de doença nos ossos, pele e músculos. No paciente com câncer e no alcoólatra, encontram-se altos níveis de prolina. Este aminoácido melhora a textura da pele e facilita a cicatrização, estimulando a síntese de colágeno, importante para a função adequada das cartilagens de todo o corpo humano.

Fontes

Todas as carnes, castanha-do-pará, castanha-de-caju, amêndoas, amendoim, avelã, nozes, margarina cremosa, manteiga, feijão, ervilha, cevada, centeio, milho, cogumelo, berinjela, beterraba, cenoura, abóbora, nabo, alho, cebola (de preferência a roxa ou a amarela), todos os vegetais e todas as frutas.

Dosagem
Dose terapêutica: até 200mg/dia.

20. Serina

A serina é um aminoácido não-essencial, com propriedades imunossupressoras; é usada para estimular a síntese imunológica e aumentar a produção de anticorpos; é necessária para o metabolismo das gorduras, ácidos graxos e crescimento muscular. Na presença da vitamina B3 (niacina), a serina transforma-se em glicina. Atua na formação das esfigomielinas no cérebro e contra a dor; combate as doenças auto-imunes.

Fontes

Castanha-do-pará, castanha-de-caju, avelã, noz pecã, amêndoas, amendoim, feijão, centeio, cevada, milho, manteiga, leite e todos os seus derivados, berinjela, beterraba, batata, cogumelo, abóbora, cebola, alho, todos os vegetais, todas as frutas. Uma observação: goiaba, limão, ameixa preta, melão e maracujá não contêm serina.

Dosagem
Dose terapêutica: até 200mg/dia.

21. Taurina

A taurina é um aminoácido não-essencial, mas desempenha um papel importante para o cérebro; é altamente encontrada no coração, no sistema nervoso central (SNC) e no músculo esquelético, sendo o aminoácido mais abundante da retina e o mais importante para a visão. Usa-se como antioxidante da regeneração macular do olho (retina). É formada no organismo a partir da cisteína e da metionina, numa reação B6 dependente; desempenha no cérebro um papel inibidor, a exemplo do que ocorre com outros aminoácidos, como glicina, GAB e glutamina.

É usada como ansiolítica; tem ação sobre o sistema cardiovascular; melhora as arritmias e a insuficiência cardíaca; aumenta a contratibilidade e a excreção de sódio e água na retinoplastia e na hipertensão arterial. Junto com outros antioxidantes, tem real efeito terapêutico no prolapso da válvula mitral, na renite, na acloridria e na hipocloridria. Por ser um componente da bile, participa da digestão das gorduras; contribui para manter o equilíbrio Ca/K (cálcio/potássio) no músculo cardíaco; desempenha papel fundamental na insuficiência cardíaca congestiva e no tratamento da fibrose cística.

Baixa os níveis de colesterol LDL; participa da formação do ácido taurocólico; é de real importância na absorção dos monoglicerídios, através da formação de micelas; atua na vesícula biliar e na disbiose intestinal. É utilizada, por seus efeitos anticonvulsivos, no tratamento da epilepsia. Os tecidos, como é o caso do coração, dos músculos esqueléticos e do SNC, contêm taurina em grande e elevada concentração. Na uremia ocorre elevada concentração de homocisteína no plasma, sendo o sinal de deficiência da taurina.

Fontes

A taurina está presente em todos os tipos de carnes, todos os peixes, como moluscos, mariscos, todos os frutos do mar, todas as aves, leite e derivados, onde houver proteína de origem animal. Produtos de origem vegetal não possuem taurina.

Dosagem
Dose terapêutica: 50 a 150mg/dia.

22. Tirosina

A tirosina é um aminoácido não-essencial; funciona no metabolismo da fenilalanina e as duas exercem papel de biossíntese da tirosina-hidroxilada. A tiramina, composto nitrogenado da tirosina, e a interação de inibidores da monoaminaoxidase (MAO) com a tiramina, promovem a liberação de norepinefrina nos terminais nervosos, causando súbito aumento da pressão arterial e alterações cardiovasculares, além de proteger o músculo cardíaco. Atua na ansiedade, nos distúrbios do sono, na depressão e na abstinência ao uso de drogas.

A tirosina controla o apetite, auxilia nas dietas de emagrecimento, melhora a atividade sexual, participa da síntese da epinefrina, dopamina e melanina, participa das funções da tireóide, das adrenais e da hipófise. É importante regenerador dos glóbulos brancos e vermelhos do sangue, desenvolvendo as células dos tecidos na atividade das glândulas supra-renais, pituitária e tireóide. Sua principal ação reside na capacidade de alterar os nossos estados de humor. A tirosina acha-se amplamente distribuída na caseína.

A fenilalanina-oxidase é uma enzima hepática que oxida a fenilalanina em tirosina. Na produção de neurotransmissores, a fenilalanina transforma-se em L-tirosina, L-dopamina, norepinefrina e epinefrina. Quando baixa os níveis de tirosina no plasma, pode se associar a hipotireoidismo. A tirosina ajuda os viciados em cocaína a libertar-se do vício, evitando a depressão, a fadiga e a extrema irritabilidade, que geralmente acompanham a abstinência; ajuda também os pacientes dependentes de substâncias neurotóxicas, tais como as anfetaminas.

Fontes

Carnes vermelhas, carne de porco, frango, peru, ovos, leite, queijos, requeijão, iogurte, manteiga, margarina cremosa, amêndoas, amendoim, avelã, chocolate, castanha-do-pará, castanha-de-caju, feijão, milho, centeio, cevada, ervilha, batata-doce, batata inglesa, todos os vegetais e todas as frutas.

Dosagem
Dose terapêutica: até 200mg/dia.

23. Treonina

A treonina é um aminoácido essencial, sendo indispensável ao indivíduo; é precursora do ácido alfa-etobutírico, que é metabolizado em ácido propiônico, grande formador de glicina no cérebro; possui papel importante na liberação do hormônio do crescimento cerebral, porém penetra pouco na barreira hematoencefálica. A formação e o uso deste aminoácido são fundamentais no tratamento da depressão e da epilepsia; é imunoestimulante; aumenta a resposta imunitária por ação do timo.

É essencial no metabolismo, equilibrando as cadeias estruturais e funções de mudança dos átomos dos aminoácidos do corpo; favorece o desenvolvimento físico; diminui as concentrações tóxicas no organismo; atua contra o Mal de Parkinson, na síntese do colágeno e da elastina; ajuda a manter o balanço protéico no organismo; melhora a artrite reumatóide; é lipotrófica e eficaz no funcionamento hepático; quando combinada com o ácido aspártico e a metionina, promove uma função imunológica para ativar o timo.

A treonina, a histidina e o cobre formam o complexo antiinflamatório ativo para o tratamento da artrite reumatóide; é importante no metabolismo dos lipídios. Uma dieta com baixa taxa de proteínas provoca gordura no fígado, que pode ser curada por dieta rica em treonina. Sua deficiência deixa as pessoas irritadas e com dificuldades de relacionamento com outras pessoas; é essencial para o crescimento; controla os ataques epiléticos em pessoas portadoras desta doença.

Fontes

Todas as carnes, peixes, ovos, leite integral e todos os seus derivados, leite em pó, aves, levedo de cerveja, castanha-do-pará, castanha-de-caju, amêndoas, amendoim, nozes, algas, linhaça, germe de trigo, centeio, cevada, abacate, cogumelo, grão-de-bico, ervilha, feijão, gergelim, salsa, chuchu, berinjela, beterraba, rabanete, quiabo, nabo, chicória, aspargo, brócolis, pepino, cebola, espinafre, tomate, couve e todas as frutas.

Dosagem
Dose terapêutica: até 200mg/dia.

24. Triptofano

O triptofano é um aminoácido aromático essencial; é a fonte da serotonina, um neurotransmissor fundamental ao mecanismo do prazer. Sua deficiência está diretamente envolvida nos processos depressivos; ele ainda participa da melatonina, que é um poderoso agente antidepressivo e um potente antioxidante. Usa-se nos casos de estresse, na depressão, nos distúrbios do sono, na cefaléia, dor de dente, fadiga, nas dores de difícil controle, como o câncer; restaura as células e tecidos corporais.

É eficiente no sistema ótico; atua na formação do sucos gástricos e em suas funções. Em pacientes urêmicos, ocorre diminuição plasmática do complexo triptofano-albumina, aumentando a quantidade de triptofano livre no sangue. A serotonina é produzida através do triptofano, juntamente com as vitaminas B3, B6 e magnésio; é um vital neurotransmissor, ponte entre o cérebro e o organismo em geral; melhora a bioquímica orgânica dos alcoólatras.

O triptofano é um auxiliar necessário para indivíduos com muita atividade mental; atua como um sonífero natural. Seu efeito será máximo se for ingerido uma hora e meia antes de deitar. Ele evita o sono agitado e facilita a liberação dos componentes energéticos para manter a vitalidade do organismo no combate aos agentes estressantes dos distúrbios do sono. Se toma junto com a lisina, deve-se obedecer a proporção de três partes de lisina para uma de triptofano.

Existem quatro tipos de insônias, que são as seguintes:

- Inicial – dificuldade de adormecer.
- Intermitente – dificuldade em manter-se acordado.
- Ineficiente – o indivíduo parece dormir o suficiente, mas acorda cansado e deprimido.
- Terminal – acorda-se demasiadamente cedo e não consegue voltar a dormir.

Todos esses tipos de insônia serão controlados com complementos de triptofano. Uma vez que ele não está sendo usado como deve pelo organismo, cabe ao nutricionista elaborar uma dieta com alimentos ricos neste aminoácido, assim como em vitaminas do complexo B, como a B6, vitamina C e outras, porque, em caso de muita deficiência, estas vitaminas precisam ajudar na conversão do triptofano. A melhor maneira de uso, com melhor absorção, é 5-hidroxitriptofano na dosagem de até 10mg. Não se pode usar em pacientes portadores de herpes, nem tomar junto com leite.

Deficiência

Sua deficiência causa atrofia nos testículos dos animais e envelhecimento precoce nas fêmeas. No homem, o fígado não produz anticorpos, o que pode provocar edema em todo o corpo, queda de cabelo e tendência para infecções.

Fontes

Carne de gado, de ovelha, de galinha, peixes, ovos, queijos, leite e todos os seus derivados, peru, pistache, castanhas, semente de girassol, farelo de trigo, cevada, germe de trigo, tremoço, linhaça, amêndoas, amendoim, nozes, gergelim, soja, levedo de cerveja, abacate, banana, abacaxi, manga, mamão, laranja, caqui, tâmara, maçã, tangerina, pêra, melancia, morango, goiaba, feijão, ervilha, berinjela, batata-doce e batata inglesa. Todos os alimentos ricos em proteínas são também ricos neste aminoácido.

Dosagem
Dose terapêutica: até 300mg/dia.

25. Valina

A valina é um aminoácido de cadeia ramificada e de gosto amargo, nutricionalmente essencial. Precursora do ácido propiônico, é metabolizada principalmente nos músculos. Em conjunto com outros aminoácidos, promove o fornecimento de ATP. Trata-se de um importante componente das proteínas musculares, inibidora do catabolismo protéico, favorecendo a síntese das proteínas; corrige eficazmente o balanço nitrogenado, que resulta em uma diminuição de proteínas musculares.

Em caso de cirurgia ou de desnutrição severa, este aminoácido regenera com eficácia os tecidos lesados, aumentando o tônus muscular e o equilíbrio de nitrogênio e glicogênio. É necessário que sua dosagem seja ministrada em porções adequadas, juntamente com a leucina e a isoleucina, por ser este conjunto de aminoácidos metabolizado no músculo.

Fontes

Carne bovina, aves, leite, queijos, requeijão, ricota, iogurte, castanha-de-caju, castanha-do-pará, amêndoas, amendoim, soja, nozes, avelã, chocolate, cogumelo, feijão, milho, aveia, centeio, cevada, alho, cebola, berinjela, beterraba, todos os vegetais e todas as frutas.

Dosagem

Dose terapêutica: 20 a 200mg/dia.

V
Enzimas e coenzimas

As enzimas são substâncias químicas encontradas em animais e vegetais, que agem sobre outras substâncias, acelerando sua reação química específica. Geralmente, sua ação específica, isto é, aquela que age sobre o hidrato de carbono, não é capaz de agir sobre proteínas. As enzimas são substâncias sólidas, mas difíceis de serem cristalizadas devido à complexidade de suas estruturas químicas.

Com algumas exceções, são solúveis em água e álcool diluído e, quando em solução, são precipitadas pela adição de sulfato de amônia, álcool ou ácido tricloroacético. São inativadas pelo calor e esta pode ser a propriedade mais importante desse composto em relação à tecnologia alimentar.

- Na sua maioria, as enzimas são caracterizadas por propriedades muito idênticas às das proteínas.
- São sensíveis a temperaturas elevadas, pois o calor destrói a capacidade catalítica das enzimas (desnaturação).
- Atuam como agentes desnaturantes das proteínas, como em alta concentração de uréia e de cloreto de guanidina.
- Muitas delas não funcionam sem a presença de uma pequena molécula chamada coenzima ou co-fator.

- Muitas vezes, podem ser vitaminas, em especial as do complexo B, fundamentais nos processos metabólicos.
- Quando existe carência de vitaminas ou de minerais, pode acontecer, de forma mais ou menos grave, perturbações e alterações no funcionamento de uma ou de várias enzimas, bem como perturbações em todo o organismo.

As enzimas são a base do metabolismo da vida do indivíduo. Cada enzima age sobre determinado alimento; uma não pode substituir a outra. A deficiência ou a ausência de uma só enzima pode afetar o organismo inteiro, abalando a saúde do indivíduo.

Conceito

A enzima é uma proteína modificada com função de catalisar ou intermediar reações químicas nos sistemas biológicos vivos ou *in vitro*.

Substrato

É uma substância sobre a qual a enzima vai exercer sua atividade. Uma vez que a função das enzimas é a catálise de reações químicas, todo o estudo da atividade dessa função deve ser baseado em medidas quantitativas da velocidade da reação catalisada e um dos fatores mais importantes que influenciam na velocidade de uma reação enzimática é a concentração do substrato. Os substratos mais importantes são os minerais. São altamente específicos ou predominantes, possuindo um pH muito ácido.

Co-fator

É uma substância de natureza não protéica, necessária a algumas enzimas para que estas funcionem adequadamente como catalisadores das funções enzimáticas.

Condições

Para o bom funcionamento de uma enzima, é necessário temperatura, pH, co-fator, solução tampão do meio, potencial elétrico, concentração do substrato e da enzima no sítio da ação.

1. Nomenclatura das enzimas

O nome da enzima normalmente indica a sua função e especificidade, possuindo a terminação "ASE": Catalase, Carboxipeptidase, Lactase, Hidrolase, Liase, Oxiredutase, Superóxido-dismutase, Issomerase, Transferase, Peróxidase.

REAÇÕES CATALISADAS POR ENZIMAS

As reações químicas que se processam no organismo são de diferentes tipos, que necessitam de catalisadores diferentes. Essas reações são catalisadas por enzimas diferentes, fato que serviu de base à classificação, para o agrupamento das enzimas que catalisam as mesmas reações em uma mesma classe.

a) Oxiredutases

São enzimas que catalisam reações relacionadas com óxido-redução em sistemas biológicos e com os processos de respiração e fermentação. Estão incluídas nesta classe também as peroxidases, que usam peróxido de hidrogênio como agente oxidante; as hidroxilases, que introduzem hidrogênio em moléculas insaturadas, e as oxigenases, que oxidam o substrato a partir do oxigênio.

b) Transferases

São enzimas que, como indica seu nome, catalisam as reações de transferência de grupos de um composto para outro composto, ou seja, um radical de um doador para um receptor. A metilação em sistema biológico é realizada pelas transferases, transaldolases e transcetolases. Outras enzimas pertencentes às transferases são as glicosiltransferases, que transferem resíduos de açúcar. Há outras que pertencem a esta classe que transferem nitratos e fosfatos.

c) Hidrolases

São enzimas que catalisam reações de hidrólise. Estas enzimas são de baixa especificidade, como esterases e tioesterases, que hidrolisam um número muito grande de ésteres e tioésteres, embora com velocidade diferentes, e enzimas de especificidade muito alta, como as glicosilfosfatases, enzimas glicosílicos e as peptidases enzimas proteolíticas. Pertencem também às hidrolases as fosfatases e as pirofosfatases.

d) Liases

As enzimas que pertencem a esta classe modificam o substrato e pertencem à classe das descarboxilases. As cetoacidoliases, cuja principal função é a síntese de ácidos di e tri-carboxílicos, e as hidrolases, que desidratam hidroxiaminoácidos, com positivos rearranjos da molécula e formação de novos compostos, catalisam as reações de clivagem das ligações químicas dos substratos por eliminação.

e) Isomerases

São enzimas que catalisam reações de isomerização; pertencem às oxiredutases um rearranjo intramolecular que interconverte aldolases em cetoses, forma isomérica do açúcar, oxidando uma hidroxila desses compostos e reduzindo a carboxila adjacente; e às transferases intramoleculares, também denominadas mutases, que apenas mudam a posição de determinados grupos de moléculas de substratos.

f) Ligases

São enzimas que causam a degradação da molécula de ATP, usando a energia liberada nesta reação para a síntese de novos compostos, unindo duas moléculas.

2. Enzimas para defesa do organismo

a) Catalase

Protege as células das ações maléficas do peróxido de hidrogênio, decompõe o peróxido de hidrogênio em água e oxigênio e auxilia no tratamento de tumores. Seu co-fator é o cobre (Cu).

b) Superóxido dismutase (SOD)

Protege as células e tecidos das ações maléficas dos radicais livres (RL), sendo usado para tratamento de tumores. Seu co-fator é o zinco (Zn).

3. Principais enzimas digestivas

a) Bromelina

Enzima vegetal com característica protéica, extraída do abacaxi ou do ananás, digere proteínas, degrada moléculas de fibrina, sem, no entanto, destruir o fibrinogênio; é essencial para a coagulação sangüínea, hematomas, luxações, rupturas de ligamentos e fraturas ósseas.

b) Carboxipeptidase

Enzima produzida no pâncreas, digere as proteínas no duodeno. O pâncreas produz mais outras enzimas para digerir proteínas, que são: elastase, quimotripsina e tripsina.

c) Pancreatina

Extrato pancreático polienzimático digestivo, atua na digestão das proteínas, lipídios e amidos; é indicado na má digestão, flatulência, insuficiência pancreática e excessos alimentares.

d) Papaína

Enzima vegetal extraída do mamão papaia, com ação proteolítica, atua nos processos digestivos favorecendo a hidrólise das proteínas, dos peptídeos e dos aminoácidos.

e) Pepisina

Esta enzima é uma peptidase digestiva, ativada pelo ácido clorídrico (HCL); atua sobre as proteínas alimentares, tendo por missão converter as proteínas em peptídios e peptonas.

f) Lactase

Esta enzima está presente no aparelho digestivo, favorece o desdobramento da lactase em glicose e galactose, evitando os transtornos da digestão do leite e de seus derivados.

g) Enzimas alimentares

Os alimentos "inatura" como frutas e verduras, legumes, cereais integrais, ovos, laticínios, carnes e bebidas fermentadas, são ricos em enzimas de alto valor biológico para auxiliar na otimização do nosso padrão alimentar, contribuindo para eliminar a fome oculta, calorias vazias e especialmente o estresse alimentar, a síndrome da fadiga crônica, a síndrome da má digestão, a síndrome da má absorção e a síndrome da constipação intestinal crônica.

Estes são alguns dos principais fatores na geração dos radicais livres (RL) e, portanto, na exploração da homeostase do meio interno. A celulase é uma enzima que digere as fibras de heme-celulose das plantas mucilaginosas. Por este motivo, deve-se iniciar a refeição com salada verde. Além disso, possui alto conteúdo de selênio e clorofila. Mesmo sendo as enzimas vitais, existem doze entre todas que têm a capacidade de ajudar a perpetuar a sensação de jovialidade.

4. Enzimas alimentares e digestivas

a) Pitislina

- Localização: glândulas salivares da boca.
- Função: atua sobre os carboidratos e amidos.

• Resultado final: origina uma forma de dextrina e maltose, criando efeitos benéficos produtores de energia.

b) Pepisina

• Localização: sistema digestivo.

• Função: atua sobre os alimentos protéicos.

• Resultado final: origina forma de aminoácidos, como peptídeos e proteases, que são utilizados na corrente sangüínea, ossos, glândulas, células e tecidos, para nutrir e reconstruir o corpo.

c) Quimiotripsina

• Localização: sistema digestivo.

• Função: atua sobre os produtos lácteos.

• Resultado final: facilita a coagulação e transformação da caseína (proteína do leite) em aminoácidos para rejuvenecimento do corpo. A quimiosina também metaboliza minerais do leite, como cálcio, fósforo, magnésio e outros, e os enviam para a corrente sangüínea, facilitando assim a revigoração dos ossos, dentes e sistema arterioneural.

d) Lipase

• Localização: sistema digestivo.

• Função: atua sobre gorduras e produtos lácteos.

• Resultado final: facilita a separação da porção de gorduras dos produtos lácteos em formas que possam ser utilizadas por parte das células e órgãos, na saúde básica e no transporte e armazenamento de vitaminas e minerais.

e) Tripsina

- Localização: região intestinal e pâncreas.
- Função: continuar o trabalho digestivo das proteínas e produtos lácteos, após o trabalho preliminar ter sido realizado pela pepsina e quimiosina.
- Resultado final: ajuda na extração dos aminoácidos, assim como vitaminas e minerais para uso das células, tecidos e órgãos do corpo através de todo o sistema, desde a cabeça até os pés.

f) Esteapsina

- Localização: intestinos.
- Função: atua sobre as gorduras dos produtos lácteos.
- Resultado final: metaboliza estas gorduras e as transforma em ácidos graxos essenciais, que se requer para a lubrificação das artérias e para manter a corrente sangüínea saudável.

g) Amilopepsina

- Localização: intestinos.
- Função: atua sobre os amidos.
- Resultado final: trabalha na assimilação dos amidos derivados dos produtos de respiração para originar um subproduto de glicose-energia e nos proporcionar "potência".

h) Envertase

- Localização: intestinos.
- Função: atua sobre os açúcares na maior parte dos alimentos.

• Resultado final: facilita o metabolismo natural dos alimentos, dando lugar a formas de glicose e frutose que, posteriormente, serão armazenadas nos órgãos do corpo para que estejam à disposição como energéticos para os processos mentais.

i) Maltose

• Localização: intestinos.

• Função: atua sobre os carboidratos e os cereais.

• Resultado final: facilita a transformação dos carboidratos digeridos pela ptialina para originar maltose que, posteriormente, dá lugar à destrina, açúcar natural criador de energia.

j) Lactose

• Localização: intestinos.

• Função: atua sobre o açúcar do leite e produtos lácteos.

• Resultado final: facilita a transformação do leite (lactose) para dar lugar a formas de glicose e galactose, que posteriormente utilizam-se para originar energia e vitalidade.

k) Cloridrato de betaína

• Localização: sistema digestivo intestinal.

• Função: atua sobre proteínas pesadas para extrair aminoácidos, formar os blocos de revigoração do corpo, impulsionar vitaminas e minerais, realizando funções revitalizantes.

• Resultado final: recolhe aminoácidos, vitaminas e minerais para transformarem-se através da corrente sangüínea, até atingir as principais células, tecidos e glândulas.

l) Erepsina

- Localização: intestinos.
- Função: atua sobre proteínas e peptídeos dos alimentos.
- Resultado final: metaboliza as proteínas para dar lugar aos aminoácidos úteis para a revigoração sadia do corpo, tanto interna como externa.

5. Coenzima A

A coenzima A é dependente do ácido pantotênico. Sua ação influencia o ciclo de krebs, no metabolismo das proteínas, dos carboidratos e dos lipídios; é indicada nos casos de doenças renais, hepáticas e cardiovasculares.

a) Coenzima Q10

É também chamada de ubiquinona; atua nos processos respiratórios nas mitocôndrias das células e na fotossíntese dos vegetais; é indicada na insuficiência cardíaca e angina de peito.

b) Cobalamina

É uma coenzima derivada da vitamina B12 que possui ação na síntese dos ácidos ribonucléicos, síntese de proteínas e desenvolvimento celular; é indicada na insuficiência hepática, anemia, anorexia e osteoporose.

c) Piridoxal fosfato

É uma coenzima derivada da vitamina B6; equilibra o metabolismo celular, esgotamento físico e nervoso; é responsável pelo metabolismo dos aminoácidos.

d) Citocromo

É uma coenzima cujas estruturas são bastante variadas, possui o "HEME" que atua como parte nos processos de respiração mitocondrial e efetua o transporte de elétrons.

e) Pirofosfato de tiamina

Esta coenzima é parte da vitamina B1; faz parte do núcleo ativo de outras enzimas, com ação na descarboxilação do ácido pirúvico.

VI
Fibras

O termo fibras alimentares ou fibras dietéticas é utilizado para designar um grupo de polissacarídeos que se diferem como parte residual dos alimentos de origem vegetal, e que se mantém resistente à hidrólise enzimática no suco digestivo humano. Existem vários tipos de fibras, cada uma com sua função própria. Fatores como estrutura química da fibra, natureza da flora bacteriana no cólon e tempo de trânsito intestinal interferem na fermentação das fibras, embora sujeitas à ação das bactérias presentes no cólon.

As fibras contidas nos alimentos, pelo grau de indigestibilidade que promovem na digestão, vão constituindo fisiologicamente substâncias indicadas para prevenir algumas doenças gastrintestinais e metabólicas; absorvidas com os alimentos, dos quais fazem parte integrante, atravessam o trato digestivo sem sofrerem modificação e aumentam o bolo fecal, promovendo movimentos intestinais mais freqüentes; apesar de possuírem papel essencial na alimentação, elas permanecem na luz intestinal com importante papel no peristaltismo.

1. Celulose

A celulose é um polímero de glicose; é o principal constituinte hidrocarbonado, um carboidrato formado por uma longa cadeia de resíduos de moléculas de glicose; é um componente das membranas celulares das plantas, principalmente dos vegetais, massa branca e amorfa insolúvel na maioria dos solventes comuns; encontra-se em abundância nos cereais, frutas e verduras, como: grão de trigo integral, farelo de trigo, grão de todos os cereais integrais, couve, brócolis, casca de pepino, couve-de-bruxelas, feijão verde, vagem, cenoura, beterraba, ervilha, castanha-do-pará, pêra e maçã com casca.

2. Hemicelulose

São polímeros ramificados dos açúcares de pentose, hexose e dos ácidos urônicos, que criam a matriz na qual se entremesclam as fibras de celulose. É uma fibra de carboidrato complexo não digerível, um polissacarídeo encontrado nas paredes das células vegetais; é um polímero insolúvel, 70 a 90% de sua ingestão é degradada por ação das bactérias; sua molécula é menor que a celulose e pouco utilizada na indústria, mas possui uma fonte potencialmente muito importante para a saúde; reduz os problemas gastrintestinais, a obesidade e a prisão de ventre: elimina as gorduras do organismo, como o colesterol. Melhores fontes são: feijão verde, milho, pimentão, farelo, cereais integrais, grãos, repolho, beterraba, maçã, pêra e verduras.

3. Pectina

São polissacarídeos não estruturais solúveis em água; é um ácido pectínico com grau de neutralização variável. Em meio ácido, forma um gel com sacarose, devido à lenta absorção de alimentos após as refeições; libera metais pesados e toxinas indesejáveis no organismo; é ótima contra a diabetes; ajuda a baixar o colesterol LDL, reduzindo os riscos de doenças cardíacas e previne os cálculos biliares. Encontra-se em frutas cítricas, principalmente nas suas películas; maçã, banana, morango, feijão verde, cenoura, batatas, leguminosas secas, couve, repolho, couve-flor, ervilha seca, quiabo, tomate e casca das frutas, principalmente da laranja.

4. Lignina

É um polímero insolúvel pequeno, que pertence à classe dos carboidratos. Sua estrutura química é um fenilpropano que se encontra nas partes lenhosas das plantas, capaz de absorver ácidos biliares, aumentando a sua excreção; é muito útil na dietoterapia da arterosclerose; diminui o colesterol LDL; previne a formação de cálculos biliares ao unir-se aos ácidos da bile. Encontra-se na vagem, cenoura, batata, tomate, rabanete, berinjela, pêssego, morango, pêra, castanha-do-pará, graos integrais, farelos, todas as verduras e cereais matinais.

5. Goma-guar

As gomas e mucilagens são utilizadas na indústria de alimentos; são formadoras de gel. São benéficas para o tratamento da diabete, ajudando a regularizar as taxas de glicose no sangue; é um moderador do apetite e um laxante suave; tem ação sobre o metabolismo dos lipídios; forma uma massa gelatinosa no estômago, reduzindo a sensação de fome; tem capacidade de auxiliar na remoção das toxinas do organismo e reduzir o colesterol e o triglicerídio do sangue.

6. Agar-agar

É um colóide extraído de certas algas marinhas, com grande valor medicinal. Ao contrário da gelatina, não possui valor protéico, mas se emprega com fins medicinais como laxante suave, pois absorve água no intestino; é rica em sais minerais, sendo usada como meio de cultura para microrganismos; é utilizada em alimentos como gelificante; não contém sulfato na molécula; é formada por ácido pirúvico na forma acética. É indicada na obesidade, combatendo a flacidez; ajuda a regular a função intestinal, protegendo a mucosa gástrica. O iodo que ela contém supre as energias físicas e mentais requeridas para auxiliar no metabolismo da tireóide; fortalece as unhas, cabelos e dentes. Seu valor nutricional garante sangue limpo e constante circulação pelos tecidos, prevenindo varizes; auxilia na menstruação escassa e dolorosa; atua como tranqüilizante natural e protetor contra as infecções de todo o organismo.

VII
Água

A água é uma prioridade para o organismo, mais que qualquer outro nutriente; é essencial à vida; é o solvente no qual ocorrem as transformações metabólicas, agindo na digestão, absorção, circulação e excreção. Somos feitos de grande parte de água, porque é no meio líquido que se dão todas as sínteses; a água dilui os resíduos metabólicos e toxinas para que sejam eliminados pelos rins; faz inchar as fibras dietéticas no intestino para facilitar a evacuação; fornece umidade necessária aos pulmões; auxilia na manutenção e no balanço eletrolítico do organismo.

A água age como meio de transporte para os nutrientes e todas as substâncias corporais; age como lubrificante na saliva, nos ossos e articulações e refresca o corpo quando evapora através da pele. A ingestão de água é regulada pelo mecanismo da sede. O organismo dispõe de receptores localizados no hipotálamo (células do núcleo ventrimedial), que reage às mudanças de concentração dos líquidos orgânicos. Funciona para garantir o reabastecimento do corpo.

O corpo humano contém 70% de água, distribuída pelas células e pelos fluidos corporais, dos quais formam os líquidos intracelulares e extracelulares em menor quantidade; o resto vai para o plasma sangüíneo. Esta água é renovada o tempo todo. O grande volume de água contida nos rins transporta o material degradado dissolvido através da cápsula dos túbulos renais e ao longo deles. A maior parte da água é reabsorvida com algumas das substâncias por ela transportadas. A urina é a solução aquosa concentrada de produtos de degradação.

O adulto perde cerca de 4% de peso corporal em água diariamente. A criança perde mais pela urina, suor e respiração, aumentando a quantidade em quadros de diarréias. Perde-se muita água com o ar seco, temperatura e altitudes muito elevadas. Aproximadamente oito litros de sucos digestivos são produzidos e secretados pelas glândulas em 24h. A água que transporta as enzimas do trato digestivo é usada durante a absorção para transportar os nutrientes digeridos no interior do sangue e da linfa.

1. Tipos de água

A água é classificada como dura ou mole. Dura, contém maior concentração de cálcio, magnésio e minerais traços, que reagem com o sabão para formar sais insolúveis de ácidos graxos, evitando que o sabão faça espuma. Tais elementos depositam uma película sedimentar nos cabelos, na roupa, na banheira e nos utensílios domésticos e podem dissolver elementos como chumbo e cádmio potencialmente tóxicos, provenientes de canos. Certos metais como alumínio, ferro, manganês, estrôncio e zinco podem também ocasionar dureza nas águas.

A água mole é mais ácida e sua tendência é trazer para o consumo mais chumbo, cobre e outros metais pesados retirados dos encanamentos por contato. Aí é que entra a questão do bom tratamento da água potável. O ferro é componente comum nas águas superficiais e de profundidade; sua concentração máxima permitida é de 0,3mg/l; assim, como o manganês só é permitido no mesmo limite de 0,3mg/l.

Não é comum encontrar-se o cromo nas águas naturais, sendo de 0,05mg/l o limite máximo permitido. Acima desta concentração a água é rejeitada. A DBO (demanda bioquímica de oxigênio) é a quantidade de oxigênio requerida pelas bactérias para estabilizar a matéria orgânica decomponível em condições aeróbicas. O pH da água deve ficar situado entre 6,5 e 8,5. A concentração mínima de cloro livre deverá ser de 0,2mg/l. A fuoretação deverá ser de 1ppm por litro.

1.1. Água filtrada

A filtragem da água é o meio pelo qual ela é transformada em água pura, limpa, não contaminada e de melhor sabor. Há vários tipos de filtros e várias formas pelas quais a água pode ser filtrada. A natureza filtra a água, fazendo-a passar por riachos; quando a água passa pelas pedras dos riachos, as bactérias presentes nela prendem-se nas pedras e são substituídas por minerais como o cálcio e o magnésio.

O processo que utiliza carvão ativado granular geralmente faz uso de um material sólido absorvente que captura contaminantes orgânicos, à medida que a água passa por eles; esse processo reduz o gosto do cloro da água. A osmose reversa é considerada uma outra boa forma de filtragem para a água. Usa-se um filtro de membrana semipermeável para coar as impurezas da água, mas, contudo, o filtro não é capaz de evitar a passagem de bactérias e vírus.

1.2. Água deionizada ou desmineralizada

Quando a carga elétrica de um átomo foi neutralizada pela remoção ou acréscimo de elétrons, a água restante é chamada de deionizada. Este processo remove da água cálcio, magnésio e nitratos, além de metais pesados como bário, cádmio, chumbo e algumas formas de rádium.

1.3. Água destilada a vapor

A destilação é o processo de vaporizar a água por meio de fervura; o vapor deixa para traz grande parte das bactérias, vírus, substâncias químicas e minerais poluentes da água. O vapor vai em seguida para uma camada de condensação, onde é resfriado e condensado para se tornar água destilada. Quando consumida através do soro fisiológico, a água destilada expulsa do corpo minerais inorgânicos rejeitados pelas células e tecidos.

1.4. Água mineral

Esta água é de fonte natural e deve fluir livremente da fonte; não pode ser bombeada ou forçada a sair do solo e deve ser engarrafada diretamente da fonte. Dependendo da localização da fonte, a água conterá diferentes minerais. Esta água pode ou não ser filtrada ou tratada, brotando naturalmente à superfície da terra de reservatório subterrâneo. Ela não é processada e pode-se acrescentar a ela sabor e gases.

1.5. Água de torneira

A água de torneira, proveniente de lençóis de água, de lagoa, de riacho e lagos, recebe a água da chuva que pode levar poluentes, fazendo com que a água se torne poluída. Os resíduos de fertilizantes e inseticidas podem ser facilmente levados nos lençóis freáticos, assim como o chumbo dos automóveis e emissões de fábricas. Para purificá-la, tornando-a potável, são utilizadas substâncias químicas como alumínio, carbono, cloro, flúor, cálcio, fósforo, carbonato de sódio e aluminato de sódio. Essas substâncias químicas são usadas para matar as bactérias encontradas na água. Alguns serviços de abastecimento filtram as águas, mas não acrescentam substância química. É bom ferver para matar as bactérias; contudo, ela fica com gosto de cloro, que deve ser eliminado através da aereação.

2. Carência de água

Sua carência, em primeiro lugar, resulta em desidratação, que pode ser severa ou até fatal. Pode provocar também acúmulo de toxinas, prisão de ventre, mau funcionamento de todos os órgãos, problemas respiratórios, exaustão calórica por perda de consciência. Recomenda-se como normal tomar oito copos de água ao dia, mesmo quando não se tem sede. Na gravidez e lactação, deve-se aumentar a quantidade.

3. Fontes

As frutas contêm de 85 a 95% de água. Temos o leite, vegetais, leguminosas e hortaliças e ainda existe a água endógena, que se forma no organismo em conseqüência da oxidação das gorduras, amidos e proteínas. Quanto a perdas só pelos pulmões, perdemos diariamente 400 a 500ml. A água é classificada de acordo com sua procedência: fonte, balneário, gêiser, abastecimento público etc.; e por seu conteúdo mineral, contendo pelo menos 500 partes por milhão de sólidos dissolvidos ou pelo sistema de tratamento pelo qual passou: purificada, fluoretada, destilada a vapor etc.

Glossário

Absorção - É um processo pelo qual os nutrientes são absorvidos através da membrana do organismo de um tecido ou de um compartimento para o outro. Como sucede com os produtos da digestão através da mucosa gastrintestinal, os nutrientes vão para a corrente sangüínea para serem utilizados por todo o organismo.

Abstinência - Suspensão de uma substância; auto-renúncia voluntária do consumo abusivo, especialmente de alimentos, bebidas alcoólicas ou substância viciante.

Acalasia - Incapacidade de relaxamento, aplicado a um órgão muscular oco.

Acetilcolina - Um dos produtos químicos que transmitem impulsos entre os nervos, células nervosas e musculares.

Ácido clorídrico (HCL) - Um ácido inorgânico corrosivo que pode causar queimaduras e produzir vapores tóxicos. Segregado pelas células do estômago para auxiliar na digestão.

Ácido graxo - É uma substância nutricional derivada da série de hidrocarbonetos de cadeia aberta encontrada na natureza (gorduras e lipídios), incluindo colesterol, triglicerídios e vários ácidos graxos essenciais e não-essenciais.

Ácido graxo essencial - É aquele ácido que o organismo não produz e precisa ser fornecido através dos alimentos, como o ácido linoléico e o linolênico insaturados.

Ácido nucléico - É um elemento de um grupo de compostos combinados com as proteínas e ocorre no núcleo e no citoplasma. Encontra-se em todos os vírus e células de plantas e animais. Os dois principais são o RNA e o DNA.

Acidose – Estado anormal caracterizado por um processo que tende a aumentar a concentração sangüínea de íons de hidrogênio (H) acima do normal.

Acidose diabética – É uma acidose metabólica, que acontece na diabetes descompensada, causada pelo excesso de corpos cetônicos, caracterizada por fraqueza, cefaléia, sede intensa, dispnéia e coma.

Acidose hiperclorêmica – Acidose metabólica caracterizada por baixo pH sangüíneo, teor reduzido de dióxido de carbono e elevada taxa de cloreto no sangue; observa-se em doenças renais.

Acloridria – Ausência de ácido clorídrico livre no suco gástrico, mesmo após a administração de histamina.

Acne – Inflamação crônica das estruturas pilocebáceas, comum nos adolescentes e adultos jovens, atinge geralmente a face, o dorso e o peito.

Adstrigência – Substância que determina a contração ou encolhimento de tecidos orgânicos ou que interrompe as hemorragias, diarréias e outros corrimentos.

Adrenalina – Nome comercial da epinefrina, hormônio medular da supra-renal, secretada pela glândula adrenal.

Afecções – Qualquer estado ou alteração patológica do organismo.

Afefobia – Medo patológico do contato físico com pessoas ou objetos.

Afelxia – Abstração, desatenção ou indiferença à impressão externa; devaneio.

Aldosterona – Poderoso hormônio adrenocortical secretado pela glândula adrenal; poderoso regulador do metabolismo do sódio e do potássio.

Alergia – Capacidade de reação modificada a uma substância específica, que não produz sintomas de hipersensibilidade nos insensíveis; é um mecanismo antígeno-anticorpo.

Alergeno (antígenos) – Podem ser proteínas, carboidratos, lipídios ou outras substâncias.

Alergia física – É aquela que acontece com diversos fatores físicos, como frio, calor, poeira, cheiro, irritação mecânica que se manifesta por urticária, edemas e diversas reações sistêmicas.

Algas – Uma das grandes divisões das plantas primitivas, inclusive muitos vegetais marinhos ou aquáticos que podem sintetizar alimentos.

Aminoácidos – Basicamente os aminoácidos constituem as unidades estruturais das proteínas. Por esta razão, inundam os espaços intra e extracelulares para saturar continuamente as variadas matrizes onde se processa a síntese protéica. Quase todos os aminoácidos participam de funções metabólicas específicas. Absorvidos, atingem a circulação porta e os processos metabólicos vão ocorrer no fígado.

Anemia – Um estado que resulta de um número anormalmente baixo de leucócitos, ou pouquíssima hemoglobina que carrega oxigênio nas hemácias, estando estas abaixo dos limites normais.

Anemia aplástica – Resulta da falta de produção de células na medula óssea, associada a hipoplasia, hiperplasia ou displasia medular.

Aneurisma – Enfraquecimento da parede vascular, produzindo uma distensão da mesma. Se o vaso sangüíneo se romper pode ser fatal.

Anticorpo – Molécula protéica do sistema imunológico produzida pelo corpo, que se liga aos antígenos para neutralizar, inibir ou destruí-los. Contrabalança os efeitos de organismos invasores.

Antígeno – Qualquer substância ou microrganismo que determina uma reação imunológica e que consegue provocar a produção de anticorpos específicos para essa substância.

Antioxidante – Composto que impede ou retarda o dano por radicais livres ou oxidativo. Exemplos: vitaminas C, E, os minerais selênio, e germânio, superóxido-dismutase (SOD), coenzima Q10, catalase e alguns aminoácidos.

Antocianina – Classe particular de flavonóides que dá às plantas, frutas e flores as cores que variam do vermelho para o azul.

Arterosclerose – Quaisquer de várias alterações proliferativas das artérias, caracterizada pela calcificação de placas amarelas, acarretando espessamento das paredes arteriais, que perdem a elasticidade.

Arterosclerose – Processo onde substâncias gordurosas como colesterol e triglicerídios são depositadas nas paredes das artérias média e grande, bloqueando-as e causando muitas vezes problemas cardíacos.

Astigmatismo – Defeito visual congênito ou adquirido resultante da curvatura irregular de uma ou várias superficiais de refração (córnea superior, anterior ou posterior do cristalino do olho).

Ataxia – Incordenação da atividade muscular voluntária, especialmente dos grupos musculares utilizados em atividades como a marcha ou a apreensão de objetos; deve-se a qualquer interferência com as vias do sistema nervoso central (SNC), que faz parte no equilíbrio dos movimentos musculares.

ATP formado (adenosina trifosfato) – Constitui a forma de reserva de energia, matéria-prima que atinge a circulação através da absorção intestinal. São os monossacarídeos procedentes da digestão de carboidratos e aminoácidos não utilizados para a síntese de proteínas tissulares. Estas substâncias alcançam o fígado, onde a frutose e a galactose se transformam em glicose e glicogênio, e os aminoácidos, por reação de desaminação, formam cetoácidos.

Bactéria - Organismo unicelular microscópico que pode tanto ser benéfico como nocivo ao indivíduo. Existem as que podem causar doenças, como as que podem proteger o corpo de organismos invasores ofensivos.

Baço - Víscera abdominal de forma oval, localizada imediatamente abaixo do diafragma, do lado esquerdo; é o maior órgão linfático do organismo; é responsável pela formação de glóbulos vermelhos do sangue.

Bainha de mielina - Substância gordurosa branca que circunda as células nervosas e auxilia na transmissão de impulsos nervosos.

Beribéri - Moléstia devida à carência da vitamina B1 (tiamina). Caracteriza-se por polineuropatia, anomalias cardiovasculares, edemas e manifestações cerebrais.

Betacaroteno - É um pigmento alaranjado, precursor da vitamina A; cada molécula de betacaroteno libera duas moléculas de vitamina A; é mais antioxidante que esta última.

Bile - Líquido extremamente amargo, alcalino, de cor amarelo-esverdeada, secretado pelo fígado. Pode ser armazenado na vesícula biliar e convertido no intestino delgado. Contém sais biliares, colesterol, lecitina, gordura, mucina e diversos pigmentos; funcionalmente auxilia a emulsificação, digestão e absorção das gorduras e a alcalinização dos nutrientes.

Bioflavonóide - Qualquer composto ou derivado de um grupo de flavonas (composto cristalino) colorido, de atividade biológica ou farmacológica como a vitamina P. Encontra-se junto à casca de muitas frutas. É essencial à estabilidade e absorção de ácido ascórbico.

Bulimia - Apetite constante, exagerado e insaciável. Observa-se em estado psicótico, neurótico ou orgânico, que se manifesta por uma necessidade compulsiva de ingerir uma quantidade não controlada e excessiva de alimentos.

Cafeína - Alcalóide encontrado no café, nas folhas do cafeeiro, no chocolate, no guaraná e nos refrigerantes; é adicionado a alguns analgésicos, medicamentos contra a gripe e aqueles usados para estimular a capacidade mental. Possui propriedades diuréticas, excita o sistema nervoso central, age sobre o sistema muscular, sobre o músculo cardíaco, estimula o sistema circulatório e renal, causa aumento temporário da pressão arterial, acelera os batimentos cardíacos e pode provocar arritmias em pessoas suscetíveis.

Carboidrato complexo – São moléculas não digeríveis de fibras que liberam, aos poucos, açúcar na corrente sangüínea e também acrescenta fibras. Exemplo: amido e glicogênio.

Carboidrato simples – É uma forma simples de açúcar, que é rapidamente absorvida pela corrente sangüínea. Por exemplo: glicose, frutose, lactose e outros.

Cartilagem – Tecido conectivo branco não vascularizado, composto por uma matriz que contém células nucleadas, que atuam como absorventes de choque nas interfaces articulares.

Catarata – Opacidade do cristalino do olho, que resulta no impedimento da visão e eventualmente causa cegueira. Não existe tratamento a não ser a cirurgia.

Cefaléia cíclica – Qualquer cefaléia de manifestação periódica, como vascular ou associada à menstruação. A mais intensa é por contração muscular, pressão associada à menstruação, ou também por pressão associada à contração sustentada dos músculos da cabeça e do pescoço, provocada por angústia, tensão nervosa ou moléstia orgânica.

Celulite – Inflamação difusa do tecido conjuntivo, especialmente do tecido celular subcutâneo, caracterizada por indurações limitadas e dolorosas.

Cirrose – Fibrose difusa que destrói a arquitetura lobular normal do fígado; doença crônica que compreende as alterações dos hepatóxitos, com destruição das células hepáticas parenquematosas, caracterizadas pela substituição destas por tecido cicatricial, cuja causa mais freqüente é o alcoolismo.

Celulose – Principal constituinte de hidrocarbonado, é um carboidrato formado por uma longa cadeia de resíduos de moléculas de glicose, componente das membranas celulares das plantas, principalmente dos vegetais, massa branca e amorfa insolúvel na maioria dos solventes comuns.

Clorofila – É o pigmento verde das plantas. Constitui a classe de pigmentos mais largamente distribuída na natureza. Está presente em quase todas as plantas verdes, sendo essencial para a fotossíntese, processo pelo qual a energia da luz é utilizada pelas plantas na síntese de carboidratos.

Coenzima – Substância não protéica produzida pelas células. Molécula estável ao calor, é essencial na formação de certas enzimas que participam nas funções químicas específicas. As coenzimas ajudam na ligação das vitaminas e minerais.

Colágeno – Proteína fibrosa de natureza mucopolissacarídia; substância albuminóide das fibras brancas, principal conjunto do tecido conjuntivo.

Colagogo – Composto que estimula a contração da vesícula biliar, por exemplo: medicamentos com sulfato de magnésio, azeite de oliva e outros que provocam a secreção biliar.

Colóide – Uma substância que, encontrando-se aparentemente dissolvida na água ou em outro líquido, pode ser isolada pelo processo de filtração. Pectina, gelatina e albumina são exemplos de colóides.

Colédoco – Porção terminal da via biliar principal, ducto formado pela reunião do canal cístico com o canal hepático, que recebe ou contém bile.

Cólera – Moléstia infecciosa específica do homem, causada por *vibrio cholerae*, que se caracteriza por vômitos, diarréia profusa, com depleção hídrica e eletrolítica. Também existe a cólera suína, doença infecciosa epizoótica de porco, causada por um vírus filtrável. A *salmonela choleraesuis* é um invasor secundário comum. A doença é caracterizada por febre, diarréia, depauperação, manchas vermelhas difusas na pele, com inflamação e ulcerações do intestino.

Colesterol - Álcool monoídrico não saturado da classe dos esteróis, é um constituinte de todos os óleos e gorduras animais, da bile, dos cálculos, do tecido nervoso, da gema de ovo e do sangue.

Corticosterona - Hormônio esteróide que ocorre no córtex adrenal, é liberado pelas glândulas adrenais. Tem influência no metabolismo hidrocarbonado e eletrolítico, regula o metabolismo sódio/potássio, tem grande eficiência muscular e proteje contra o estresse.

Cortisol - Glicosteróide adrenocortical, hormônio secretado pelo córtex das glândulas supra-renais, participa do metabolismo das gorduras, carboidratos, proteínas, sódio e potássio.

Creatinina - Produto final do metabolismo da creatina encontrado em altos níveis nas doenças renais, é excretado através da urina em taxa constante.

Degeneração - Alteração regressiva das células, caracterizada por deterioração citoplasmática inicial. Em alguns casos pode ocorrer morte nuclear, sem reação a uma lesão. Processo regressivo que inclui até a morte de nervos, axônios ou tratos do sistema nervoso central.

Diabetes mellitus - Moléstia hereditária crônica do metabolismo dos hidratos de carbono, devido a transtorno do mecanismo normal da insulina, caracterizada por hiperglicemia, glicosúria e alterações do metabolismo da proteína e da gordura, produzindo poliúria, polidipsia, perda de peso, cetose, acidose e coma.

Divertículo - Extrusão ou bolsa de um órgão oco ou estrutura oca, em forma de saco na parede do cólon, pode ser congênito ou adquirido. Na forma adquirida representa habitualmente uma hérnia da mucosa, através da parede muscular do órgão.

Doença de Alzheimer – Demência pré-senil patologicamente distingüida pela atrofia cortical difusa, que atinge freqüentemente a totalidade dos lobos frontais e temporais, e pela presença de placas e degeneração neurofibrilar. Alterações também observadas nos gânglios basais.

Enzima – Substância completa, catalisador orgânico que é capaz de acelerar e estimular alterações químicas em outras substâncias, sem alterar a si mesma; encontra-se em animais e vegetais, age acelerando sua reação química específica.

Escarlatina – Doença contagiosa que surge repentinamente, após um período de incubação, caracterizada por febre altíssima, coloração vermelha escarlate, seguida de escamação na pele. Enfermidade que compromete o coração ou os rins.

Esclerose – Endurecimento, especialmente em alguma parte, pela proliferação exagerada do tecido fibroso; endurecimento do sistema nervoso por atrofia ou degeneração dos elementos nervosos e hiperplasia do tecido intersticial; abrange também um espessamento das túnicas arteriais produzidas por proliferação do tecido conjuntivo fibroso e deposição de lipídios e sais de cálcio.

Esclerose múltipla – Desmineralização seguida de glicose e formação de placas que atingem diferentes porções do sistema nervoso. Sua causa é ignorada. Os sintomas principais são: o temor intencional, nistagmino, fala escondida, transtornos urogenitais, labilidade emotiva, ataxia e retinite retrobulbar.

Fator intrínseco – Substância encontrada no sistema gástrico, produzida pelo estômago, que se combina com o fator extrínseco (vitamina B12) da alimentação, auxiliando a B12 pelo organismo; os dois fatores produzem um princípio antianêmico. A deficiência do fator intrínseco pode ser uma causa de anemia perniciosa.

Febre reumática – Febre súbita causada por bactéria; esta febre pode provocar doenças cardíacas e/ou renais se não for detida a tempo; geralmente causa sopro cardíaco, necessitando de troca de válvula no coração.

Fibrilação – Movimentos ou contrações muito rápidas e descoordenadas do coração; tremores musculares incoordenados, envolvendo fibras individuais e batimentos cardíacos irregulares.

Flavonas e flavonóides – São, sem dúvida, os mais abundantes compostos identificados. Têm relação com a cor dos vegetais, limitam-se aos vegetais amarelados e à copigmentação coantiocianinas; os flavonóides mais comuns são o campiferol e a mirecitina, mas têm os mais importantes sem dúvida, que são a rutina e a quercitina. No entanto, em alimentos enlatados muitas vezes têm efeito indesejável, como no aspargo. Com exceção da rutina, os outros formam, com o ferro da lata, complexos de cores escuras. Por este motivo, deve-se assim que abrir uma lata de conserva retirá-la em seguida da mesma. Os flavonóides englobam uma classe importante de pigmentos naturais. Encontram-se nos vegetais e em algumas frutas, como na cereja, amora, morango, jabuticaba, jambolão, uva preta e vinho tinto. A mais forte é a quercitina, que existe em grande quantidade na cebola roxa; ela tem um poder versátil contra as doenças; é um dos mais poderosos agentes anticancerígenos já descobertos; desativa vários agentes causadores do câncer, evitando danos ao DNA das células e inibe as enzimas que permitem o crescimento de tumores.

Gêiser – Fonte natural que lança em intervalos regulares jatos de água ferventes.

Glândulas paratireóides – Glândulas endócrinas próximas da glândula tireóide; secretam o paratormônio, que controla o metabolismo do cálcio e do fósforo.

Glândula pituitária – É localizada no cérebro. Tem uma forma triangular e consiste em duas partes: anterior e posterior.

Glândulas adrenais – São localizadas acima dos rins, com formato triangular, formada por uma camada externa mais espessa chamada medula. São responsáveis por várias funções hormonais, inclusive a produção de adrenalina e cortisona. Também se chama supra-renal.

Glaucoma – Doença em que a pressão do globo ocular é tão alta que resulta em grandes danos ao olho, podendo até causar atrofia no nervo ótico.

Gliose – Proliferação de neuroglia no cérebro ou na medula espinhal, como processo de substituição ou em processo de uma inflamação discreta. Pode ser difusa ou focal.

Glúten – Substância nitrogênica sólida, formada pelas proteínas do trigo e de certos outros gãos, que dá a eles o caráter elástico, a gliandina e a gluteína.

Hidrólise – Reação química pela qual uma substância é descomposta. À medida que absorve a água, os compostos da água (hidrogênio/oxigênio) reagem em presença dos elementos da substância, formando novos compostos.

Hormônios corticosteróides – Grupo de hormônios produzidos pelas glândulas adrenais, que controlam o uso dos nutrientes pelo organismo e a excreção dos sais minerais e da água pelo organismo.

Impetigo – Doença inflamatória aguda da pele, causada por estreptococos ou por estafilococos; é caracterizada por vesículas e bolhas subcórneas que se rompem e desenvolvem crostas amarelas.

Infarto – Morte de uma área localizada de tecido por falta de suprimento de oxigênio. Na maioria das vezes, se dá no coração como infarto do miocárdio; entretanto, pode ocorrer em qualquer órgão.

Infecção – Invasão de um hospedeiro por organismos, como vírus, protozoário, fungos ou bactérias, resultando em estado patológico.

Lactase – Enzima que ajuda o corpo a converter a lactose em glicose e galactose, muito necessária para a digestão do leite e seus derivados.

Lactobacilos – Gênero de bactérias capazes de suportar um grau de acidez, comumente destrutivo para bactérias não espurulantes, capazes também de produzir ácido lático, responsável pela fermentação do açúcar do leite. No iogurte existe o *acidophilos*.

Lecitina – Mistura de fosfolipídios, composta de ácido graxo, glicerol, fósforo, colina e inositol. A lecitina pode ser produzida no corpo. Todas as membranas de células vivas são compostas em grande parte de lecitina.

Levedura – É um organismo unicelular que pode causar infecções na boca, na vagina, no trato gastrintestinal e qualquer parte do corpo. As infecções causadas por esse organismo são candidíase e "sapinho".

Linfa – Um fluído claro que se encontra nos vasos linfáticos e é recolhida dos tecidos. Sua função é a de nutrir as células dos tecidos e levar resíduos para a corrente sangüínea. O sistema linfático, eventualmente, conecta-se à circulação venosa.

Lipoproteína – Uma proteína conjugada que, com os lipídios, forma parte de uma molécula; atua como agentes de transporte de lipídios na linfa e no sangue.

Metabolismo – São processos químicos das células vivas, responsáveis pela produção de energia, biossíntese de substâncias importantes e degradação de vários compostos. Esta energia repõe os tecidos e mantém um organismo saudável.

Metabolismo basal – É a quantidade mínima de energia que o corpo necessita em repouso e em estado de jejum. Indica a quantidade de energia necessária para manter os processos vitais, respiração, metabolismo celular, circulação glandular e manutenção da temperatura corporal.

Miastenia grave - Doença que provoca intensa fraqueza muscular, oriunda da falta da acetilcolina. Os impulsos nervosos não são suficientes para produzir contração muscular.

Mielina - Substância branca e gordurosa que recobre as fibras nervosas; formam uma bainha de certos nervos. Mistura completa de lipídios, extraída do tecido nervoso; contém fosfatídeos e colesterol.

Mielite - Inflamação na medula óssea ou espinha dorsal.

Mineralograma - Uma forma fácil de examinar ou analisar os níveis de toxidades do organismo através de pequena quantidade do cabelo, testando os minerais essenciais.

Mitocôndria - Filamento que fornece energia às células, relacionada à síntese de proteínas e ao metabolismo dos lipídios.

Nefrite - Inflamação dos rins, causando retenção de urina e outras toxinas, que são normalmente filtradas no sangue pelos rins.

Neuropatia - Um grupo de sintomas causado por anomalias nos nervos motores ou sensoriais. Caracteriza-se por dormência ou formigamento nas mãos e nos pés, seguida de miastenia gradual e progressiva.

Neurotransmissores - Qualquer substância química que pode modificar e resultar na transmissão de impulsos nervosos entre os neurônios no cérebro e nos nervos.

Nistágmo - Movimento oscilatório dos glóbulos oculares. Pode ser congênito, adquirido, fisiológico ou patológico; é devido a causas neurogênicas, miopáticas, labirínticas ou oculares.

Osteoartrite - Doença crônica que afeta as juntas. São comuns a destruição da cartilagem, o crescimento ósseo excessivo e a formação de esporão.

Osteoporose – Decréscimo absoluto de tecido ósseo, acarretando dilatação da medula e dos canais haversianos, tornando os ossos porosos, que ficam mais moles ou se alargam.

Pericardite – Inflamação do pericárdio, tecido que se encontra ao redor do músculo cardíaco.

Peróxido – São subprodutos dos radicais livres formados em nosso organismo quando as moléculas de gorduras reagem com o oxigênio.

Psoríase – Dermatose inflamatória crônica idiopática caracterizada pelo aparecimento de placas vermelhas, cobertas de escamas imbricadas brancas prateadas. Atinge especialmente as superfícies do corpo e o couro cabeludo. Pode ocorrer variação ou evolução da forma crônica, exibindo pústulas superficiais com placas vermelho-escuras. Podem ocorrer lesões bucais, surgir febre e calafrios no início.

Radical livre – Composto não-iônico, altamente reativo e de vida relativamente curta, no qual o elemento central está ligado a um número anormal de átomos ou de grupamentos de átomos, caracterizado pela presença de pelo menos um elétron não emparelhado ou valência livre.

RNA (ácido ribonucléico) – Substância química protéica complexa, que desempenha importante papel no transporte de informações do núcleo da célula para o citoplasma. Tem grande importância na codificação de informações genéticas, com o GNA; é encontrado nas células animais e vegetais.

Serotonina – É um neurotransmissor presente em numerosos tecidos, especialmente no sangue e no tecido nervoso; estimula diversos músculos lisos e nervos; é essencial ao relaxamento, à concentração e a um sono tranqüilo.

Sinergia – Interação entre dois ou mais nutrientes, na qual a ação deles é maior quando são tomadas ao mesmo tempo.

Sistema imunológico – É uma combinação de células e proteínas que ajudam o hospedeiro a combater ou resistir às substâncias estranhas, como vírus e bactérias nocivas. Estão inter-relacionadas no funcionamento do sistema imunológico os seguintes órgãos: sistema linfático, medula óssea, fígado, baço e timo.

Tanino – Um glicosídio amplamente distribuído em plantas; é uma substância cristalina, de cor que pode variar de branco ao marrom claro e que forma com a água soluções coloidais de sabor adstringente. Tem propriedade de precipitar proteínas e vários alcalóides em solução. Com a maturação dos frutos, perde-se grande quantidade de tanino.

Timo – Órgão localizado acima do coração, que pode ou não ser uma glândula endócrina; ele produz timócitos, os quais ajudam a manter o sistema imunológico alerta contra vírus ou bactérias invasoras.

Transfusão autóloga – Trata-se de um procedimento de retirada de sangue do próprio paciente, para posterior transfusão. Esse sangue é armazenado como uma proteção contra doenças transmissíveis, como, por exemplo: hepatite, doença de chagas, Aids e outras, em caso de a pessoa precisar de transfusão.

Triglicerídio – É um composto que consiste em glicerol e um ácido graxo. São gorduras de depósito que se acumulam principalmente no tecido subcutâneo abdominal; é a forma de estocagem da energia alimentar.

Bibliografia

BOBBIO, F.O. & BOBBIO A.P. *Introdução à química de alimentos*. São Paulo: Varela, 1992.

CAEPER, J. *O melhor remédio para a boa saúde*. Rio de Janeiro: Campus, 1995.

EWM, J. *O lado sadio das gorduras*. Rio de Janeiro: Campus, 1997.

GUILLAND, J.C. & LEQUEU, B. *As vitaminas*: do nutriente ao medicamento. São Paulo: Livr. Ed. Santos, 1995.

LACERDA, P. *Manual prático de medicina ortomolecular* – As bases da medicina do futuro. São Paulo: Andrei, 1995.

______ *Manual prático de análise de metais e sais minerais em medicina ortomolecular*. São Paulo: Andrei, 1995.

LEIJOTO, C.M. *Sua saúde no novo milênio*. São Paulo: Tecnopress, 1998.

MEIRELLS, M.C. *O esteticista e a terapia ortomolecular*. Rio de Janeiro: Brumar, 1994.

MINDELLS, E. *Guia das vitaminas*. São Paulo: Abril, 1986.

OLSZEWER, E. *Tratado de medicina ortomolecular*. São Paulo: Nova Linha, 1995.

______ *Radicais livres em medicina*. São Paulo: BYK, 1992.

PAULING, L. *Como viver melhor*. São Paulo: Best Seller, 1986.

POVOA FILHO, H. *Radicais livres em patologia humana*. Rio de Janeiro: Imago, 1995.

RIEGER, E. *Bioquímica*. São Leopoldo: Unisinos, 1996.

SOLÁ, J.E. *Manual de dietoterapia do adulto*. Rio de Janeiro/São Paulo: Atheneu, 1988.

Índice

Sumário, 7

Introdução, 9

I. Macronutrientes, 13
- 1. Proteínas, 13
- 2. Carboidratos (glicídios ou hidratos de carbono), 17
- 3. Lipídios, 20

II. Micronutrientes, 24
- 1. O que são vitaminas, 24
- 2. Vitaminas lipossolúveis, 28
  - 2.1. Vitamina A (retinol, betacaroteno), 28
  - 2.2. Vitamina D (colecalciferol), 34
  - 2.3. Vitamina E (alfa tocoferol), 37
  - 2.4. Vitamina K (menadiona, filoquinona), 40
- 3. Vitaminas hidrossolúveis, 44
  - 3.1. Vitamina B1 (tiamina), 44
  - 3.2. Vitamina B2 (riboflavina), 46
  - 3.3. Vitamina B3 (niacina ou nicotinamida), 48
  - 3.4. Vitamina B5 (ácido pantotênico), 50
  - 3.5. Vitamina B6 (piridoxina), 53
  - 3.6. Vitamina B9 (ácido fólico), 55
  - 3.7. Vitamina B12 (cianocobalamina), 57
  - 3.8. Vitamina C (ácido ascórbico), 60
  - 3.9. Vitamina H (biotina, coenzima R), 63
  - 3.10. Vitamina B paba (ácido paraminobenzóico), 65

3.11. Vitamina B (inositol), 66
3.12. Vitamina B (colina), 68

III. Minerais, 71
1. Bismuto (Bi), 72
2. Boro (B), 72
3. Cálcio (Ca), 74
4. Cloro (Cl), 78
5. Cobalto (Co), 80
6. Cobre (Cu), 83
7. Cromo (Cr), 86
8. Enxofre (S), 87
9. Ferro (Fe), 90
10. Flúor (F), 94
11. Fósforo (P), 96
12. Germânio (Ge), 98
13. Iodo (I), 99
14. Magnésio (Mg), 102
15. Manganês (Mn), 105
16. Molibdênio (Mo), 108
17. Potássio (K), 110
18. Selênio (Se), 114
19. Silício (Si), 117
20. Sódio (Na), 119
21. Vanádio (V), 122
22. Zinco (Zn), 123

IV. Aminoácidos, 127
1. Ácido aspártico, 129
2. Ácido glutâmico, 130
3. L-Alanina, 131
4. Arginina, 133
5. Carnitina, 135
6. Cisteína, 136

7. Cistina, 138
8. Citrulina, 139
9. Fenilalanina, 140
10. DL-Fenilalanina, 142
11. Glicina, 143
12. Glutamina, 145
13. Histidina, 146
14. Isoleucina, 148
15. Leucina, 149
16. Lisina, 150
17. Metionina, 152
18. Ornitina, 154
19. Prolina, 155
20. Serina, 156
21. Taurina, 157
22. Tirosina, 158
23. Treonina, 159
24. Triptofano, 161
25. Valina, 163

V. Enzimas e coenzimas, 165
1. Nomenclatura das enzimas, 167
2. Enzimas para defesa do organismo, 169
3. Principais enzimas digestivas, 170
4. Enzimas alimentares e digestivas, 171
5. Coenzima A, 175

VI. Fibras, 177
1. Celulose, 177
2. Hemicelulose, 178
3. Pectina, 178
4. Lignina, 179
5. Goma-guar, 179
6. Agar-agar, 180

VII. Água, 131
1. Tipos de água, 182
1.1. Água filtrada, 183
1.2. Água deionizada ou desmineralizada, 184
1.3. Água destilada a vapor, 184
1.4. Água mineral, 184
1.5. Água de torneira, 185
2. Carência de água, 185
3. Fontes, 185

Glossário, 187

Bibliografia, 202